rororo gesundes leben
Lektorat Katrin Helmstedt

Helmut Brenner
Marianne Trappe

Angstfrei leben nach dem Herzinfarkt

Wege der Selbsthilfe

Rowohlt Taschenbuch Verlag

Wichtiger Hinweis

Die Ratschläge in diesem Buch sind zwar nach bestem Wissen und Gewissen sorgfältig erwogen und geprüft worden, die Informationen und Ratschläge stellen jedoch keinen Ersatz für medizinische Betreuung dar. Eine Haftung für den Eintritt des Erfolges oder eine Haftung für Personen-, Sach- oder Vermögensschäden, die sich aus dem Gebrauch oder Mißbrauch der in diesem Buch dargestellten Nahrungsmittel, der Methoden oder sonstigen Hinweise ergibt, ist für Verlag, Autor und/oder deren Beauftragte ausgeschlossen.

Originalausgabe
Veröffentlicht im
Rowohlt Taschenbuch Verlag GmbH,
Reinbek bei Hamburg, August 1999
Copyright © 1999 by
Rowohlt Taschenbuch Verlag GmbH,
Reinbek bei Hamburg
Redaktion Thomas Kopal
Illustrationen Christof Tisch
Umschlaggestaltung Barbara Thoben
(Foto: G + J Fotoservice, Bokelberg)
Satz Bembo, Trade Gothic PostScript (PageOne)
Gesamtherstellung Clausen & Bosse, Leck
Printed in Germany
ISBN 3 499 60720 4

Inhalt

Mit Herz und Verstand   7
Herz und Verstand suchen harmonischen Gleichklang   7
Erleben Sie sinnliche Harmonie   10

Vitales Leben – eine Herzensangelegenheit

Eine Chance zur Neuorientierung   17
Herzinfarkt – aus dem Gleichgewicht geratenes Leben   17
Von den Risikofaktoren zu den Schutzfaktoren   26
Revolution in der Herztherapie (D. Ornish)   33
Einstieg in den herzgesunden Lebensstil   40

Die vier Säulen herzgesunden Lebensstils

Herzgesundes Seelenleben   47
So nehmen Sie der Angst den Nährboden   47
So gelingt Ihnen das Streßmanagement   71
So verarbeiten Sie Konflikte   84

So können Sie Krisen bewältigen   91
So gelingt Ihnen Entspannung   94

Herzgesunde Nikotinfreiheit   111
So finden Sie herzgesunde Alternativen zum Rauchen   111
So gelingt Ihnen Nikotinfreiheit   118

Herzgesunde Ernährung   124
So essen Sie nach Herzenslust   124
So erreichen und halten Sie Ihr Wohlfühlgewicht   142

Herzgesunde Bewegung   152
So überlisten Sie Ihre Bequemlichkeit   152
So macht Bewegung Spaß   157

Von ganzem Herzen

Blick zurück und nach vorn   169
Herzenswünsche gehen in Erfüllung   179

Anhang   185
   Literaturhinweise   185
   Kontaktadressen   186
Register   187
Die Autoren   190

Mit Herz und Verstand

Herz und Verstand
suchen harmonischen Gleichklang

Ein Handelsvertreter und ein Finanzbuchhalter unterhalten sich während ihres Klinikaufenthalts über ihren Herzinfarkt.
Fragt der Handelsvertreter: «Wie schwer war dein Herzinfarkt?»
Antwortet der Finanzbuchhalter: «Er war etwa 50 Gramm schwer.»
«Das meine ich nicht. Mich interessiert, wie stark dein Herzinfarkt war?»
«Etwa 3 cm stark», lautet die Antwort.
«Auch das will ich nicht wissen, ich möchte wissen, wie bedrohlich dein Herzinfarkt war.»
«Ja, jetzt verstehe ich, was du meinst: Das hat mich ganz schön schwer getroffen! Ich hatte große Angst und dachte, gleich ist alles zu Ende.»
Fragt der Handelsvertreter: «War es tatsächlich so gefährlich?»
Daraufhin antwortet der Finanzbuchhalter mit der Gegenfrage: «Gefährlich für wen? Für mein Herz? Für mein Leben? Für meine Angehörigen?»

War es ein schwerer Infarkt?

Zu solchen oder ähnlichen Mißverständnissen kann es in Gesprächen mit Herzinfarktpatienten kommen, die ihre Gefühle bevorzugt hinter Zahlen verbergen. Oft wollen infarktgefährdete Menschen ihre sogenannten «weichen» Gefühle wie Ergriffenheit oder Angst sich selbst und anderen gegenüber nicht eingestehen. Sie versuchen, die Gefühle mit «harten» Zahlen zu kaschieren. Leider verhärten die weggedrängte Betroffenheit sowie die Angst nicht nur das Gefühlsleben, sondern auch das Herz. Das krampfhafte Wegdrängen von Ängsten und Sorgen führt zu Verengungen im Herzen und erhöht damit die Herzinfarktgefahr. Die Gefahr des ersten bzw. zweiten Herzinfarkts steigt.

Angst und Verdrängung gehen ans Herz

Aber nicht nur emotionale Härte und verdrängte Angst, sondern auch akute Angstgefühle verengen das Herz – ein Zusammenhang, der den betroffenen Patienten zumeist unbekannt ist. Dabei ist es umgekehrt herzschonend, die Verdrängung der Ängste ebenso wie die emotionale Verhärtung aufzuweichen. Die einengende Angst sollte soweit wie möglich gelöst werden. Wie Sie das am besten machen, das erfahren Sie in diesem Buch. Es wendet sich an herzinfarktgefährdete und herzinfarktbetroffene Menschen sowie an deren Angehörige. Ja, auch die Angehörigen – und hier vor allem die Lebenspartner – sind angesprochen. Ihnen kommt eine bedeutende Rolle bei der Erweiterung des Herzens zu, denn Partnerschaft ist ein Herzensthema. Die Partnerin bzw. der Partner des Herzinfarktpatienten sollen ein offenes Ohr für die Ängste und Sorgen des Betroffenen bekommen. Sie sollen mit offenen Augen und Ohren sowohl Verdrängungsversuche als auch Ansätze zur emotionalen Öffnung registrieren und sie sollen die Betroffenen ermutigen, sich mit den bislang belastenden Themen schrittweise auseinanderzusetzen. Die Herzöffnung und die Herzgesundung beginnen nicht mit dem Zudecken von Gefühlen, sondern mit einer dosierten emotionalen Öffnung.

Ängste schrittweise abbauen

Wer sich nach dem Herzinfarkt nicht mit seiner Erkrankung und den damit verbundenen Ängsten und Sorgen auseinandersetzt, kann sie auch nicht abbauen. Öffnung des Herzens bedeutet Aufgeschlossenheit gegenüber der eigenen Erkrankung, das zunächst kontrollierte Zulassen von Gefühlen und das Einüben einer herzgesunden Lebensweise. Die emotionale Öffnung bildet das Fundament, auf dem eine Genesung des Herzens stattfinden kann. Auf der Basis der emotionalen Herzoffenheit errichten Sie die im Hauptteil beschriebenen vier Säulen zur Stabilisierung Ihrer Herzgesundheit.

Verdrängte Angst bedrängt

Im Titel des Buches finden Sie den Begriff «angstfrei». Was bedeutet das? Angstfreiheit ist nicht durch Unterdrückung oder Verdrängung von Ängsten zu erreichen. Zurückgedrängte Angst macht das Herz enger als eingestandene Angst. Wird die Angst aber dosiert zugelassen, kann sie im Gespräch erfahren und verarbeitet werden.

Der eingangs zitierte Finanzbuchhalter hat, wie Sie vielleicht bemerkt haben, bereits mit seiner emotionalen Öffnung begonnen. Er verfällt zwar manchmal in alte Denkmuster aus der Zeit vor dem Infarkt, besinnt sich aber immer wieder auf seine Empfindungen und Ängste.

Im Gegensatz zum Buchhalter kündigt sich im Denken und Handeln des Vertreters ein erneuter emotionaler Herzverschluß an.

Der Handelsvertreter bezweifelt wider besseres Wissen die Schwere seines eigenen Infarkts und fragt seinen Gesprächspartner, ob es tatsächlich für das Herz so gefährlich war.

Ist doch alles nicht so schlimm

Der Buchhalter antwortet: «Das war eine schlimme Notsituation, in die ich mein Herz da gebracht habe. Ich will alles Menschenmögliche tun, um solche Schmerzen und solche Angst nicht noch einmal erleben zu müssen. Als erstes bin ich dem guten Rat gefolgt, mich meinem Herzen und einer gesunden Lebensweise zu öffnen. Ich finde es toll, daß ich noch fähig bin, neue Wege zu gehen und mein Leben zu verändern. Ich fühle mich schon viel freier und sicherer.»

Sagt der Handelsvertreter: «Schlimme Schmerzen hatte ich auch, aber nicht die geringste Spur von Angst. Ich weiß überhaupt nicht, was Angst ist. Wovor sollte ich auch Angst haben? Höchstens wenn mein Job den Bach runtergehen sollte. Aber die sollen sich mal unterstehen, an meinem Stuhl zu wackeln. Denen werde ich schon zeigen, was eine Harke ist. Die Herzklempner haben mich wieder so zusammengeflickt, daß ich Bäume ausreißen könnte. Ob ich mein Herz nicht spüre? Was ist das eigentlich – Herz? Alles halb so schlimm, wenn man nicht drüber nachdenkt.»

Der Handelsvertreter verdeckt seine Unsicherheit mit gespielter Lockerheit und demonstrativer Angstverleugnung. Er ignoriert die Tatsachen und seine emotionale Verschlossenheit ist hochgefährlich für sein Herz. Die innere Verhärtung beeinflußt sein Erleben und

Verhalten negativ und wirkt sich verengend auf das Herz aus. Dagegen wirkt sich eine emotionale Offenheit herzöffnend aus. Ein freundschaftlicher Kontakt mit dem Herzen befreit das Herz.

Wenn Sie sich im Kontakt mit dem befreiten Herzen befinden, werden Sie zu einer besonderen Erkenntnis gelangen: Die verbliebene Restangst trägt zu mehr Respekt dem Herzen gegenüber bei und führt zu angemessener Schonung des Herzens.

Erleben Sie sinnliche Harmonie

Die aufs Herz gelenkten Sinne

- Beobachten Sie Ihr Herz in letzter Zeit stärker als früher?
- Haben Sie sich ein Ereignis zu Herzen genommen?
- Wann haben Sie zum letzten Mal herzhaft gelacht?
- Ist Ihnen dabei ein Stein vom Herzen gefallen?
- Was wünschen Sie sich von Herzen?
- Was geht Ihnen ans Herz?
- Was tun Sie von Herzen gern?

Wenn Sie den Begriff «Herz» benutzen, verbinden Sie damit fast immer Gefühle. Oft sind es negativ getönte Ereignisse, und damit auch unangenehme Gefühle, die Sie sich zu Herzen nehmen. Sie spüren, wie Ihnen etwas ans Herz geht, wie Ihr Herz aus dem Rhythmus gerät, wie es aus Angst klopft, wenn Sie sich z. B. um schwerkranke Angehörige Sorgen machen. Nun können Sie versuchen, diese Ängste beispielsweise mit Überarbeitung zu überdecken. Als körperliche Folgen stellen sich Beklemmungen und Engegefühle ein, die vielleicht in eine dauerhafte Verengung der Herzkranzgefäße (Angina pectoris) übergehen.

Das Herz signalisiert Ihnen, daß Sie es vernachlässigen oder daß es in Gefahr ist. Es signalisiert, daß unerledigte Themen Sorgen und Ängste bereiten. Das Herz mahnt mit seinen Attacken an, solche Sorgen und Ängste zu bearbeiten und zu erledigen.

Oftmals nehmen Sie als Betroffene die positiven Ereignisse nicht wahr, die sich auf Ihr Herz auswirken. Registrieren Sie, daß es Ihnen warm ums Herz wird, wenn Sie etwas besonders Schönes erleben? Oder spüren Sie die Erleichterung, die sich in Ihrem Herzen ausbreitet, wenn Ihnen ein Stein vom Herzen fällt? Manchmal ist es nicht so leicht, positive Effekte wahrzunehmen, da Sie den normalen Funktionen des Herzens keine besondere Aufmerksamkeit schenken. Wer von Ihnen nimmt schon wahr, wenn das Herz ruhig und normal schlägt?

Positive Herzsignale erkennen

Daß unser Herz normal funktioniert, sehen wir als selbstverständlich an. Das gilt nicht nur für das Herz, sondern auch für alle anderen Funktionen des Körpers. Viele haben es verlernt, neutrale Abläufe im Körper als positiv zu registrieren. Dazu kommt, daß man Veränderungen im Körper oft nur auf von außen kommende negative Anlässe schiebt. So wird z. B. einer Grippe die Schuld gegeben, oder es sind die anderen, die einen ärgern: der Chef, der überhöhte Anforderungen stellt, oder der Lebenspartner, der sich verletzend äußert. Die eigenen Beiträge, meist Überinterpretationen, die zum Ärger und Sich-verletzt-Fühlen beitragen, übersieht man geflissentlich.

Umgekehrt ist es möglich, mit positiven Gedanken und Gefühlen das körperliche Wohlergehen zu beeinflussen. So können Sie gezielt Ihr körperliches und auch seelisches Befinden steuern und selbst zur Herzgesundung beitragen. Dabei sind es nicht immer die großen Veränderungen, sondern manchmal kleine Erlebnisse, die Sie dem großen Ziel der Herzgesundung ein Stück näher bringen.

Mit positiven Gedanken zur Herzgesundung beitragen

Eine kleine Übung wird Ihnen einen Vorgeschmack davon geben, was Sie selbst tun können, um Ihre Herzgesundheit zu stärken. Ein wichtiger Schritt, den Sie später noch ausführlicher erläutert bekommen, besteht darin, positive Empfindungen im Körper wieder genauer wahrzunehmen.

Lassen Sie sich also durch die folgende kleine Übung schon einmal auf die positive Herzbeeinflussung einstimmen. Es handelt sich dabei um eine Wahrnehmungsreise, in der Sie mit allen Sinnen spüren können, zu welchen angenehmen Empfindungen Ihr Körper fähig ist. Dazu können Sie ein Ihnen vertrautes Erlebnisbild wählen, z. B. einen Aufenthalt am Meer. Wenn Ihnen diese Situation nicht zusagt, können Sie auch eine andere, für Sie angenehmere Situation auswählen wie z. B. Ausruhen auf einer grünen Wiese oder im Garten. Mit einem eigenen Bild könnten Sie den folgenden Text entsprechend verändern.

Übung Mit allen Sinnen erleben

Eine Phantasiereise

Suchen Sie sich einen bequemen Platz und lassen Sie sich den Text entweder von einem Partner vorlesen oder lesen Sie selbst Zeile für Zeile langsam durch. Wenn Sie den Text gelesen haben, können Sie, wenn Sie möchten, Ihre Augen schließen und sich den inneren Bildern hingeben.

Stellen Sie sich nun vor, Sie befinden sich am Meer. Sie sitzen an einem ruhigen Platz in den Dünen, vor sich sehen Sie das Meer. Sie sehen die Wellen, die in regelmäßigen Abständen an den Strand rollen. Sonnenstrahlen brechen sich in den Wellen. Es glitzert und funkelt. Der blaue Himmel spiegelt sich im Wasser. Sie sitzen im warmen Sand und lassen sich von den Sonnenstrahlen auf Ihrer Haut wärmen. Die wohlige Wärme breitet sich bis in Ihr Herz aus. Vielleicht macht sich der Herzschlag in wohlwollendem Rhythmus bemerkbar. Vielleicht spüren Sie, wie sich wohltuende Wärme und Weite im Herzen ausbreiten. Sie fühlen sich angenehm warm und gelöst. Sie spüren den sanften Wind auf Ihrer Stirn. Es ist ganz ruhig und friedvoll. Mit Ihren Fingern fühlen Sie den Sand und lassen ihn durch Ihre Hände rieseln. Im Hintergrund hören Sie die Rufe der Möwen und das Rauschen der Brandung. Sie riechen die salzige Meeresluft und atmen gleichmäßig ein und aus. Sie schmecken das Salz auf Ihren Lippen. Ihr Atem fließt gleichmäßig ein und aus. Sie genießen die angenehme Bewegtheit und Gelöstheit in Ihrem Körper. Anspannungen lösen sich und machen einer wohltuenden Entspannung Platz. Genießen Sie die angenehmen Gefühle noch eine Weile.

Wenn Sie diese Erlebnisreise beenden möchten, kommen Sie bewußt ins Hier und Jetzt zurück. Atmen Sie ein paarmal tief ein und aus. Vielleicht möchten Sie sich recken und strecken, um wieder frisch zu werden. Tun Sie es.

Konnten Sie Ihre Phantasiereise ein wenig genießen? Haben Sie sich gewundert, zu welch intensiven Vorstellungen Sie fähig sind, selbst wenn Sie keine leibhaftige Meeres- oder Dünenerfahrung haben? Echte Phantasiebilder sind meist sogar intensiver und in der Wirkung nachhaltiger als Erinnerungsbilder. Es ist schön, wenn Sie die vielleicht ungewohnte Erfahrung zulassen konnten. Damit haben Sie bereits einen großen Schritt zur Öffnung des Herzens getan. Auf die weiteren Schritte dürfen Sie sich bereits freuen.

Zuvor sollen Sie jedoch erfahren, wie es zum Herzinfarkt kommen konnte und was Sie vorsorgend verändern können.

Vitales Leben –
eine Herzensangelegenheit

Eine Chance zur Neuorientierung

Herzinfarkt – aus dem Gleichgewicht geratenes Leben

Nun liegt der Herzinfarkt hinter Ihnen. Die bedrohliche Situation ist – zumindest körperlich – überstanden. Wie sieht es aber seelisch aus? Sie trauen dem Frieden nicht? Sie haben den Eindruck, es sei die Ruhe vor dem Sturm? Sie fühlen sich wie aus der Bahn geworfen? Sie befürchten, zum alten Eisen zu gehören? Sie fragen sich: Was bin ich noch wert? Hält das Herz noch durch? Sie wissen nicht, wie es weitergehen soll? Sie erwarten nicht viel Gutes?

Lebendiges, dynamisches Gleichgewicht

Sie spüren, wie Befürchtungen und negative Erwartungen in Ihnen Angst hochkriechen lassen. Es wird Ihnen eng ums Herz.

Die seelische Angst führt zu körperlicher Enge. Die Seele handelt gegen die Interessen des Körpers. Die Angst wird zur gefährlichen Belastung für den Körper. Der Gleichklang von Körper und Seele ist gestört. Statt dem Körper zu helfen, schadet die Seele dem Körper. Wie kommt es zu diesem tragischen Irrweg?

Seele und Körper arbeiten gegeneinander

In jeder Anforderungssituation wird in unserem Körper die Leistungsbereitschaft erhöht, Energien werden bereitgestellt. Mit der Energiesteigerung steigen der Blutdruck, der Blutzucker und die Blutfette. Der Organismus stellt sich auf eine eventuell notwendige körperliche Kampf- oder Fluchtreaktion ein.

Angstgefühle interpretiert der Organismus als Gefahr für den Körper, auf die er mit muskulärem Kampf oder Flucht reagieren soll. Bei starken Angstgefühlen kann es zu Blockierungen kommen. Beide Reaktionen sind für die bereits verengten Blutgefäße schädlich. Die Seele weiß jedoch nicht, daß sie Engstellen bzw. Ablagerungen in den Gefäßen provoziert. Auf den Schrei des Körpers nach Sauerstoff reagiert die Seele mit Angst. Sie verstärkt nun neben der Energiesteigerung die Verengung der Blutgefäße. Woher soll die Seele wissen, daß es besser wäre, Impulse zur Entspannung und Ruhe auszustrahlen? Die Seele kann es nicht wissen, aber der Verstand hat die Möglichkeit, den Sachverhalt zu begreifen und ihn der Seele plausibel zu machen. Um die Bedürfnisse von Körper und Seele zu erkunden, sollen Ihnen Übungen helfen. Körper und Seele können in der gegenseitigen Annäherung begreifen, was beiden gut tut. Als Betroffener können Sie sich jeweils günstige Reaktionen einprägen, um die jeweils passende Hilfestellung leisten zu können. Bei diesem Vorhaben will Sie dieses Buch unterstützen. Die folgenden Erläuterungen zum Herzinfarktgeschehen stehen im Dienste dieses Ziels.

<small>Angst belastet den Organismus</small>

Auch wenn es Ihnen zunächst widerstreben sollte, sich mit dem Herzinfarktereignis zu beschäftigen, folgen Sie dem Leitsatz: Wer raus will, muß durch! Da Sie inzwischen etwas mehr Abstand gewonnen haben, können Sie sich leichter mit dem belastenden Thema auseinandersetzen.

Was geschieht beim Herzinfarkt?

In einer Blutbahn des Herzens, einem sogenannten Herzkranzgefäß, kommt es zunächst zu einer Verengung, dann zu einer Blockade und schließlich zu einem Verschluß. Das Blut mit dem lebenswichtigen Sauerstoff kann die hinter dem Verschluß liegenden Herzbereiche nicht mehr versorgen. Massiver Herzschmerz drückt den Schrei des Herzens nach Sauerstoff aus. Das nicht mehr durchblutete Herzgewebe stirbt innerhalb weniger Stunden ab. Die Diagnose lautet: Herzinfarkt. Die erschreckende Nachricht verstärkt die Angst und den Schmerz. Das hochsteigende Gefühl von Hilflosigkeit führt nicht selten zu panikartigen Verkrampfungen, denen weitere Verengungen in den Herzkranzgefäßen folgen. Auch die Seele reagiert mit Angst und Verengung. Sie behindert die notwendige Aktivie-

<small>Herzinfarkt ist ein Verschluß im Herzen</small>

rung der Selbsthilfepotentiale des Organismus, anstatt dem Herzen mit Entspannung zu helfen.

Der Gefäßverschluß ist ein lebensbedrohliches Ereignis und gleichzeitig eine Herausforderung für den Organismus: schafft er es, die Gefäße zu erweitern, den Verschluß rückgängig zu machen, oder ist er in der Lage, mit der neuen Sachlage zu leben? Die bedrohliche Situation erleben die Betroffenen als Engegefühl, das mit Angst verbunden ist. Die einengende Angst und die eventuelle Panikreaktion behindern die Rettungsaktivitäten des Körpers massiv oder machen sie sogar zunichte. Die Seele verhindert so mit ihrer engmachenden Angstreaktion die Erweiterung und Wiederöffnung des betroffenen Herzkranzgefäßes. Die Koordination und Bündelung der körperlichen und seelischen Kräfte ist fehlgeschlagen.

Die beherzte Seele

Wie der Mensch fähig ist, den Infarkt mit einengender Angst zu verfestigen, so ist er auf der anderen Seite in der Lage, mit aktiver gefäßerweiternder Entspannung akut und vorbeugend Infarkte zu verhindern.

Lösend und entspannend wirken alle Aktivitäten, die dem Körper wohl tun und als wohltuend erlebt werden. In der akuten Situation des Verschlusses und der Verkrampfung bedeutet das: Sie können lösende autogene Entspannung oder andere entkrampfende Verfahren (s. S. 185) selbst einsetzen, um einen endgültigen Infarkt zu verhindern. Vom Arzt können Notfallmedikamente wie Nitropräparate oder Strophantin eingesetzt werden. Eine Kombination von herzöffnender Selbsthilfe und Fremdhilfe, z. B. Entspannungsübungen bei zusätzlicher Medikamenteneinnahme sowie beruhigende Worte von Mitmenschen, ist je nach Lage der Dinge ein hilfreicher Weg.

Hat der Patient die Notsituation überstanden, geht es darum, Vorsorge für die Zukunft zu treffen. Das Ziel ist, einen zweiten Infarkt zu verhindern. Einer der berühmten James Bond-Filme trägt den Titel «Man lebt nur zweimal». Mit dem überstandenen Infarkt haben Sie Ihr zweites Leben bekommen; Sie haben eine zweite Chance für ein vitales Leben erhalten. Nutzen Sie ab sofort diese Chance für ein achtsames, souveränes und herzoffenes Leben. Die herzverschließenden Erfahrungen haben Sie hinter sich. Wohin diese Sie gebracht haben, mußten Sie leidvoll erfahren. Sie werden sicher nicht auf eine Wiederholung erpicht sein.

Schutzfaktoren aufbauen

Mit Blick auf die Zukunft bedeutet das: Sie können Schutzfaktoren aufbauen, die eine Infarktwahrscheinlichkeit massiv verringern und die helfen, die Lebensqualität zu verbessern. Hier bieten sich vier Säulen für ein besseres Leben an:
- Herzgesundes Seelenleben
- Herzgesunder Nikotinersatz
- Herzgesunde Ernährung,
- Herzgesunde Bewegung.

Welche konkreten Handlungsschritte Sie zum Aufbau und zur Festigung der Schutzfaktoren unternehmen müssen, erfahren Sie in diesem Buch.

Herzinfarkt ist kein Schicksal

Der akute Herzinfarktverlauf und die zukünftige Herzbelastung sind nicht schicksalhaft vorgegeben – trotz gegenteiliger Behauptungen einer chirurgischen Minderheit –, sondern aktiv zu beeinflussen. Dies belegen die Therapieergebnisse der Autoren (1981), die bereits vor Jahrzehnten mit ganzheitlicher Behandlung von Herzinfarktpatienten begonnen haben. Die sensationellen Erfolge der ganzheitlichen Gruppentherapie von Dean Ornish und Mitarbeitern (1994) bestätigen die Wirksamkeit lebensrettender und die Lebensqualität steigernder Aktivitäten der Betroffenen im zurückliegenden Jahrzehnt auch in den USA. Die Therapeuten regen in ihrer Herzgruppenarbeit zu herzgesundem Wissen und Handeln an. Die Folgen sind verblüffend: umfassende Veränderungen des Lebensstils, höhere Lebensqualität und eine beachtliche Verlängerung des Lebens. Sogar Verengungen in den Herzkranzgefäßen ließen sich in einzelnen Fällen abbauen. Der Kardiologe Karl Karsch von der Universität Tübingen bringt es auf den Punkt: «Wir haben erkannt, daß Blutgefäße enorme Selbstheilungskräfte besitzen. Jetzt geht es darum, die körpereigenen Schutzmechanismen zu unterstützen ...». Hierbei geht es besonders um die Fähigkeit des Organismus, die Blutgefäße in Notsituationen massiv erweitern zu können. Diese Fähigkeit läßt sich durch den Abbau emotionaler Belastungen enorm unterstützen.

Körper und Seele unterstützen sich gegenseitig

Seele und Körper sind eine Einheit

Wegen der starken Wechselwirkungen von seelischen und körperlichen Vorgängen bezeichnet man den Herzinfarkt mit Recht als psychosomatische Erkrankung. Die Emotionen nehmen Einfluß auf die Körpervorgänge und die körperlichen Ereignisse beeinflussen wiederum das Seelenleben. Der Herzinfarkt selbst ist natürlich ein körperliches Ereignis. Es kommt in einem von der Hauptschlagader abzweigenden Herzkranzgefäß, das ist eine der kranzförmig um das Herz verzweigten Blutbahnen, die das Herz mit Sauerstoff versorgen, zu einem Blutbahnverschluß. Das hinter dem Verschluß liegende Gebiet kann nicht mehr durchblutet werden (siehe Abb.1). Der betroffene Herzbereich droht abzusterben.

Der Verschluß kann plötzlich als Gefäßverkrampfung (Gefäßspasmus) auftreten oder die längerfristige Folge von gefäßverengenden arthereosklerotischen Ablagerungen in den Herzkranzgefäßen sein. Nach der gängigen Lehrmeinung rufen Ablagerungen Entzündungen hervor. Im weiteren Verlauf bilden sich thrombotische Blutpfropfen, die die Herzkranzgefäße zu verstopfen drohen. Die Schädigung des Herzens, die bereits vor dem Herzinfarkt vorhanden ist, bezeichnet man als Koronare Herzkrankheit (KHK).

Wenn das Herz während des Infarkts in der Lage ist, den Ausfall des nicht mehr mit Blut versorgten Teils des Herzens auszugleichen, ist das Weiterleben zunächst gesichert. Das weitere Leben sollte aber anders gestaltet sein als das bisherige, denn sonst würde die Gefährdung durch einen neuen Infarkt in hohem Maße weiter bestehen

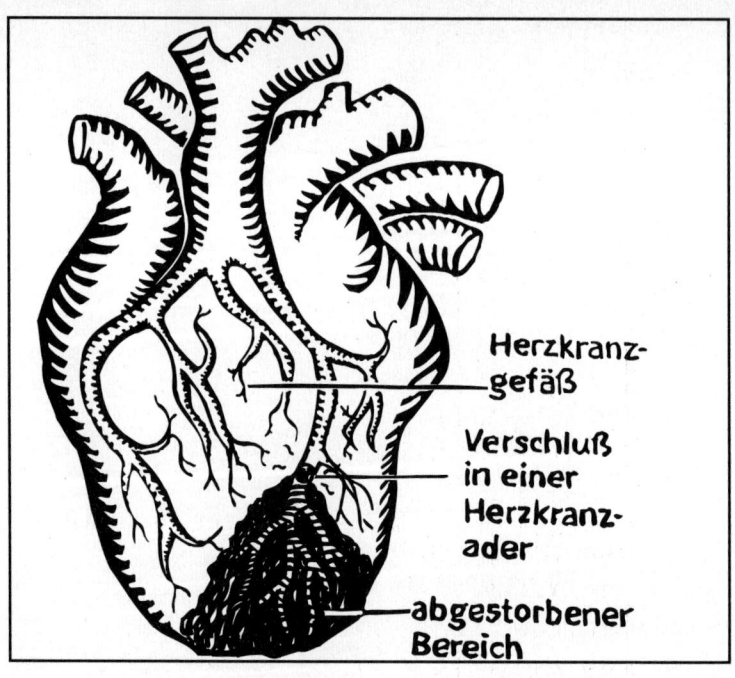

Abb. 1: Das Herz und die Herzkranzgefäße

bleiben. Spätestens nach dem Herzinfarkt ist ein herzgesunder, gerader Weg angesagt. Es ist dafür noch nicht zu spät.

An der Entstehungsgeschichte des Herzinfarkts sind die Betroffenen mit ihrem Seelenleben zu mindestens der Hälfte mitbeteiligt, ein vermutlich noch vorsichtig angesetzter Wert. Mitverantwortlich für die Arteriosklerose und den Infarkt sind nämlich die Blutfette, die bei Streß deutlich ansteigen.

Gesundheitsprogramme zur Rettung des Herzens

Die bewährten Gruppenprogramme von Brenner/Trappe und Ornish zeigen Wege zu sofortigen und zu nachhaltigen seelischen und damit körperlichen Entlastungen. Für die Langzeitwirkung haben sich vier Säulen der Herzgesundung als besonders wirksam erwiesen:

1. Emotionale Entlastung bzw. Befreiung vom Überstreß
2. Rauchfreiheit
3. Ausgewogene Ernährung
4. Herzunterstützende Bewegung.

Mit diesen Eckpfeilern schaffen Sie beste Voraussetzungen für die Aktivierung Ihrer inneren Heilkräfte und für ein kerngesundes Leben.

Dieses Buch zeigt Ihnen die nach neuesten Erkenntnissen zusammengesetzten einzelnen Bausteine. Damit können Sie selbst, auch ohne Teilnahme an einer Gruppe, also selbständig, die vier Säulen für ein herzgesundes Leben (siehe Abb. 5, S. 48) konsequent aufbauen. Mit diesem nicht nur doppelten und dreifachen, sondern sogar vierfachen Schutz gelingt es Ihnen, angstfrei ein erfülltes Leben zu führen.

Die vernachlässigten Emotionen

Heutzutage sprechen herzgefährdete Mitmenschen oft emotionslos von Emotionen, anstatt sich mitfühlend über Gefühle auszutauschen. «Gefühle schaden dem Geschäft und auch der Pumpe», formuliert eine Architektin, «da muß man emotionslos rangehen und sich keinen Illusionen hingeben.» Im Geschäftsleben mag das mitunter zutreffen. Gefühle sind kein ausgesprochenes Geschäftsthema. So könnte z. B. zu starkes Mitgefühl einer Verkäuferin das Verkaufsergebnis schmälern. Für das Herz sieht es anders aus: Gefühle sind sogar ein vorrangiges Herzthema. Dies zeigt u. a. das Beispiel einer berufstätigen Mutter, die ihre Doppelbelastung von Haushalt und Beruf in Form von zunehmender Gereiztheit und als Beklem-

Emotionen sind Gefühle

mungsgefühle im Herzen spürt. Da ihr diese Wahrnehmungen unangenehm sind, versucht sie, die Gefühle zu ignorieren und sich abzulenken. Das gelingt ihr auch zunächst. Folglich sieht sie keine Veranlassung, sich mit den unangenehmen Regungen in ihrem Inneren näher auseinanderzusetzen.

Warnsignale ernst nehmen!

Im Laufe der Zeit werden die unangenehmen Gefühle, die man als Warnsignale bezeichnen könnte, stärker. Die Betroffene drängt aber die unangenehmen Gefühle mit Beruhigungstabletten zurück. Sie hat sich fest vorgenommen, beide Aufgaben gleichermaßen zu bewältigen. Ein Zurückstecken würde einen schweren Schlag für ihr Selbstverständnis und ihr Selbstbewußtsein bedeuten. «Die Beklemmungsgefühle werden schon wieder aufhören», redet sie sich ein. «Stell dich nicht so an», hatte früher ihr Vater gesagt.

Die Warnsignale, die Körper und Seele aussenden, sind massiv und eindeutig. Sie werden aber nicht verstanden bzw. nicht akzeptiert. Was würden Sie als personifizierte Seele tun, um trotzdem Aufmerksamkeit zu erreichen? Sie würden vermutlich Ihre Bemühungen, sich verständlich zu machen verstärken, gestikulieren, evtl. poltern, schreien oder sich ausgefallene Eskapaden einfallen lassen, um die Gefahr des endgültigen Zusammenbruchs abzuwenden.

Wie konnte es zu solch einer Notsituation kommen? Die berufstätige Mutter war nicht darauf eingestimmt, Gefahrmeldungen entgegen zu nehmen. Sie merkte nicht, daß die Familie zu kurz kam und unter ihrer Doppelbelastung litt. Ihre Aufgabe, familiäre Brandherde zu löschen und sich für reibungslose Lebensabläufe einzusetzen, konnte sie nicht in vollem Umfang nachkommen. Sie war zu sehr damit beschäftigt, die täglichen Anforderungen zu bewältigen und ihre Selbstverwirklichung durchzusetzen. Die Warnsignale ihres Körpers beachtete sie kaum noch. Die Signale der Gereiztheit und Herzbeklemmung wurden als emotionale Kapriolen oder sogar als Hysterie eingestuft.

Es gibt natürlich Frauen und Männer, die unter Doppelbelastungen nicht leiden, die sich genügend Freiräume geschaffen haben, in denen sie neue Energie schöpfen können. Statistisch gesehen haben berufstätige Frauen sogar ein geringeres Infarktrisiko als Hausfrauen. Bei Hausfrauen können der sogenannte Monotoniestreß oder familiäre Unterdrückungsgefühle herzgefährdende Risiken darstellen.

Was war bei der berufstätigen Mutter schiefgelaufen? Sie wollte beweisen, daß sie den belastenden Mehrfachanforderungen gewachsen war. Da gab es für Überforderungsgefühle mit möglicherweise nachfolgenden Versagens- oder Mißerfolgserlebnissen keinen Platz in ihrem Innern. Sie wollte ihre Frau stehen, Stärke zeigen und ihrem Mann demonstrieren, daß auch sie Geld nach Hause bringen kann – «koste es, was es wolle».

Damit kein Mißverständnis entsteht: es geht nicht darum, Frauen und Männern feste Rollen zuzuweisen. Es geht vielmehr um den soeben zitierten Nachsatz: «Koste es, was es wolle». In dieser überzogenen, gefühlsfeindlichen und körpergefährdenden Einstellung zum Leben liegt der Kern des Übels. Betroffene sollen sich fragen: Was ist sinnvoll? Was hilft meinem Leben und meiner Gesundheit tatsächlich?

Befreiung von der Bedrängnis

Der Mensch, der Organismus, das Leben, das Zusammenleben und sogar die Abläufe im Universum sind auf ein harmonisches Miteinander ausgerichtet. Harmonie ist dabei kein emotionsloser Zustand, sondern ist auf beglückende Gefühle sowie auf verantwortungsbewußtes Zusammenwirken im Körper, in den sozialen Beziehungen und in der Welt hin ausgerichtetes Erleben.

Lebensabläufe wollen Harmonie

Sie fragen, wie Sie dieses harmonische Miteinander im Körper und im Alltag erreichen können? Für beide Lebensbereiche gilt: nicht mit extremen, gefühlsfeindlichen und körperfeindlichen Einstellungen zum Leben. Da Sie mit diesen negativen Einstellungen auf des Übels Kern gestoßen sind, brauchen Sie lediglich die negativen Begriffe in positive Leitmotive umzuformulieren.

Aus der extremen Bedrängnis soll allerdings nicht das extreme Gegenteil der Zügellosigkeit, sondern ein für alle Teile verträgliches Miteinander entstehen. Extremhaltungen sind in jeder Ausprägung für das Leben schädlich. Aus der gefühlsfeindlichen Haltung sollen Sie nicht zur Überbetonung der Gefühle oder zur Gefühlsduselei wechseln, sondern gefühlsfreundlich Ihren Gefühlen nachspüren. Aus der gefährlichen Mißachtung der körperlichen Bedürfnisse sollen Sie nicht zur zwanghaften Beobachtung jeder körperlichen Regung übergehen, sondern die körperlichen Bedürfnisse in Ihrem Alltag stärker beachten, als Sie es bisher getan haben. Extreme Verhaltensweisen bringen Sie körperlich und seelisch in Bedrängnis. Auf harmonisches Miteinander ausgerichtete Verhaltensweisen führen zur Befreiung der Seele und zur Öffnung des Herzens.

Von den Risikofaktoren zu den Schutzfaktoren

Das Risikofaktorenmodell

Etwa in der Mitte des 20. Jahrhunderts beobachteten die Mediziner eine Zunahme der Herzinfarkte in den westlichen Industrienationen. Die Medizin suchte entsprechend ihrem Forschungsinteresse die Risiken für diese Erkrankungen hauptsächlich in erhöhten physiologischen und chemischen Körperwerten. Den Blutwerten schenkte man dabei besondere Aufmerksamkeit.

Überhöhter Blutdruck, erhöhte Blutfettwerte und erhöhte Blutzuckerwerte sollten medizinisch bekämpft werden. Noch heute benennt sich die Hochdruckliga nach ihrem Kampfnamen «Liga zur Bekämpfung des hohen Blutdrucks». Außer den erhöhten Blutwerten stellte man bei Herzinfarktpatienten vermehrt Übergewicht, Bewegungsmangel und Rauchen fest. Die genannten meßbaren Belastungen, die die Wahrscheinlichkeit eines Herzinfarktes erhöhen können, werden als Risikofaktoren bezeichnet. Im Risikofaktorenmodell werden sie in einer Reihe als gleichwertig nebeneinan-

Risikofaktoren den Kampf ansagen?

der gestellt. Eine Risikoerhöhung ergibt sich, wenn mehrere Faktoren gleichzeitig zutreffen. So nimmt man bei zwei nachgewiesenen Risikofakoren ein verdoppeltes oder sogar vierfaches Infarktrisiko an.

Es wird auch diskutiert, ob steigendes Lebensalter mit erhöhter Herzinfarktgefährdung verbunden ist. Bis zum 63. Lebensjahr trifft das weitgehend zu. Ab dem 63. Lebensjahr nimmt die Infarktgefährdung aber wieder ab, so daß man ein Alter von 63 Jahren und älter eher wieder als Schutzindikator ansehen könnte. Dieser Schutzindikator jedoch ist nicht hormoneller – so sind Frauen bis zur Menopause geschützter vor dem Herzinfarkt –, sondern psychischer Natur. Nach der oft belastungsintensiven und manchmal kampfbetonten Lebensphase bis zum 60. Lebensjahr tritt meist eine Beruhigung ein. Nach den turbulenten Wildwasserfahrten gelangen die Betroffenen in ruhigere Gewässer.

Manche Forscher vermuten Vererbung oder Anlage als zusätzlichen Risikofaktor. Falls vererbte Herzschäden oder Stoffwechselanomalien vorliegen, kann die Vermutung zutreffen. Solche selten auftretenden Schäden werden aber meist bereits in der Kindheit festgestellt und behandelt, so daß sie in späteren Jahren kein Infarktrisiko mehr darstellen. Das treffende Argument gegen die Vererbungshypothese ist allerdings der zunächst sprunghafte Anstieg sowie der rapide Rückgang der Herzinfarkthäufigkeit in den letzten Jahrzehnten. Wenn bei dieser Erkrankung Erbfaktoren wirksam wären, hätte eine wesentlich langsamere Entwicklung stattfinden müssen. Unterstellt man trotzdem die Wirksamkeit dieses Faktors, ist es um so wichtiger, sich den 4 Säulen der herzgesunden Lebensführung zuzuwenden, um das Gesamtrisiko verringern zu können.

> Beachten Sie, daß Risiken nicht bekämpft, sondern verringert und ein harmonischer Ausgleich geschaffen werden soll. Körper und Seele sollen sich im Einklang befinden. Dazu können Sie bedrängende Gefühle und/oder Überstreß abbauen, um den Körper zu entlasten.

Harmonie statt Risiko

Bald stellte die medizinische Wissenschaft fest, daß mit den klassischen Risikofaktoren nicht einmal die Hälfte der Herzinfarkte erklärt werden konnte. So wurde das Modell um den für Mediziner schwer faßbaren Risikofaktor Streß erweitert.

Streß ist Spannung. Überstreß ist Überspannung

Streß bedeutet Spannung, und zwar im Erleben und im Körper. Im Erleben äußert sich Streß z. B. in umtriebiger Unruhe. Im Körper zeigt sich Streß z. B. in erhöhter Adrenalinausschüttung oder im Blutdruckanstieg. Bis zu einem gewissen Grad gehört Streß zu unserem Alltag und kann sowohl vom Erleben als auch vom Körper verkraftet werden. Kritisch wird es erst dann, wenn die Spannung zur Überspannung bzw. zum Überstreß wird. Überstreß liegt vor, wenn nach den Streßphasen keine ausreichenden Entspannungs- bzw. Erholungsphasen folgen bzw. wenn die Spannung so stark wird, daß sie als unangenehm erlebt wird. Die Auswirkungen im seelischen Bereich zeigen sich z. B. in einem Gefühl von Reizbarkeit, im körperlichen Bereich z. B. als Herzrasen oder Herzbeklemmung. Es findet keine Lösung, kein Loslassen statt, es geht in einem Atemzug weiter. Es ist wie mit dem entspannenden Ausatmen: So wie Sie dies nicht ungestraft übergehen können, so können Sie die Entspannung in Ihrem Leben nicht ungestraft vernachlässigen. Sie verhindern so ein harmonisches Leben und Erleben und erhöhen Ihr Risiko, zu erkranken.

Anspannen und entspannen ist Leben

Zur Erinnerung: Spannung, d. h. Streß, gehört zum Leben. Damit aber das Gleichgewicht im Körper wie auch im Seelenleben bestehen bleibt, muß auf die Spannungsphase unbedingt eine Entspannungsphase folgen.

Die folgende Graphik soll Ihnen die einzelnen Risiken verdeutlichen. (S. Abb. 2)

Ob der Spannungsausgleich gelingt oder mißlingt, ist von entscheidender Bedeutung für das Leben und Überleben, da der harmonische Ausgleich von Spannung und Entspannung dem Naturprinzip des Lebens entspricht. Leben besteht aus einem ständigen Wechsel von Anspannung und Entspannung. Und auch unsere Organe funktionieren nach diesem Prinzip: Einatmen ist Spannung, ausatmen Entspannung.

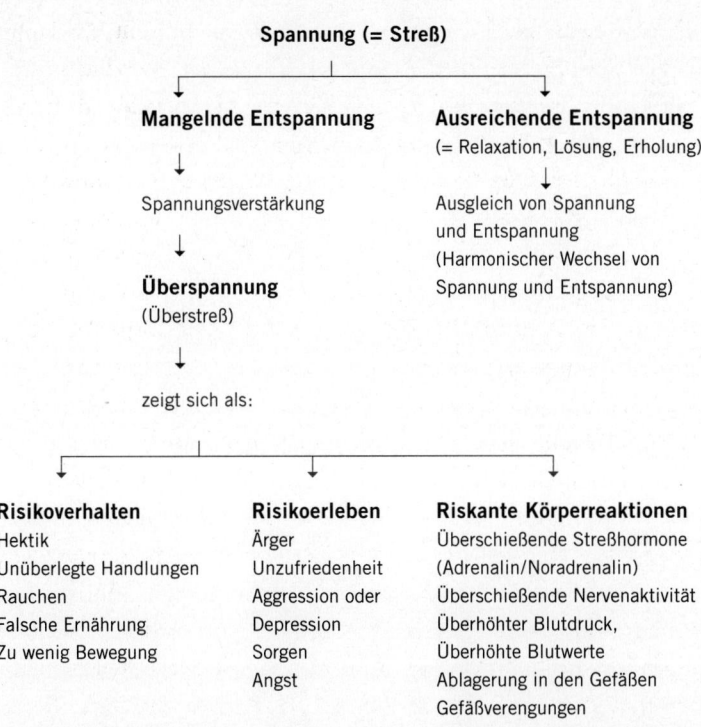

Abb. 2: Mißlungener und gelungener Spannungsausgleich

Das Herz hält sich mit dem Prinzip von Anspannung und Entspannung in Gang: das Einziehen von Blut ins Herz ist die Spannungsphase, das Ausstoßen von Blut in den Körper ist die Entspannungsphase für das Herz. In der Natur finden Sie das gleiche Prinzip. Der Tag ist die Spannungs- oder Aktivzeit, die Nacht die Entspannungs- oder Regenerationszeit. Respektieren Sie diese Naturgesetzlichkeit in Ihrem Leben? In unserer Welt ist es schwer, sich an Naturgesetze zu halten. Künstliches Licht ermöglicht es uns, die Nacht zum Tag zu machen; Computer, Internet und sogar die Banken stehen rund um die Uhr zur Verfügung.

Spannung und Entspannung entsprechen dem Lebensprinzip

Das Unmögliche möglich zu machen, das ist der Zug der Zeit. Immer schneller, immer höher, immer mehr ist der Ruf der Zeit.

Der Zug der Zeit

Zeit gewinnen wollen heißt Zeit verlieren

Zeit wird trotz oder wegen aller technischen Hilfsmittel immer knapper, weil die Ansprüche immer weiter steigen.

Das kann aber der auf Ausgleich bedachte Organismus auf Dauer nicht aushalten. Er meldet sein Unbehagen in Form unangenehmer Empfindungen. Wer auf diese Empfindungen achtet, kann ihre Botschaft leicht verstehen.

Ein «Zeit»- Gedicht:

Ich wünsche dir Zeit, zu dir selber zu finden,
jeden Tag, jede Stunde als Glück zu empfinden.
Ich wünsche dir Zeit, auch um Schuld zu vergeben.
Ich wünsche dir: Zeit zu haben – zum Leben.

Elli Michler (Auszug)

In der Zeitenge steckt ein Risiko, das sich körperlich als Herzenge, Brustenge oder Halsenge zeigt. Mediziner benutzen die lateinischen Ausdrücke: Angina temporis führt zu Angina pectoris. Das heißt übersetzt: Zeitenge macht Herzenge. Das Risiko des Zeitdrucks ist nicht auf das Herz beschränkt, es kann sich auch in Kopfdruck (Kopfschmerzen und Migräne) oder Magendruck (Unwohlsein, Magengeschwür) äußern.

Die Risikofaktoren

Risiken im Blut?

Als klassische Risikofaktoren für das Herz gelten:
- Bluthochdruck
- erhöhter Blutfettspiegel
- erhöhter Blutzuckerspiegel
- Rauchen
- Bewegungsmangel
- Übergewicht
- Überstreß.

Diese Risikofaktoren bedingen sich teilweise gegenseitig. Überstreß führt zum Rauchen, zu Bewegungsmangel, zu Bluthochdruck, zu erhöhtem Blutfettspiegel und zu erhöhtem Blutzuckerspiegel. Rauchen erzeugt im Organismus Überstreßreaktionen und in deren Folge kommt es zu erhöhten Blutfetten und erhöhtem Blutzucker. Bewegungsmangel und falsche Ernährung fördern Übergewicht und dieses wiederum führt meist zu Bewegungsmangel.

Die erhöhten Blutwerte (Blutfette und Blutzucker) treten als Folgen der übrigen Risikofaktoren auf. Die Blutwerte stellen keine primären Ursachen für die Herzgefährdung dar. Wenn sich Veränderungen in den primären Risikobereichen einstellen, werden sich damit in den meisten Fällen auch die Blutwerte verändern. Diese Beziehung zwischen Lebensstil und Blutwerten hat für Sie auch etwas Gutes, denn sie bedeutet Arbeitsentlastung. Sie brauchen sich den Blutwerten nicht einzeln zuzuwenden, sondern können sich ganz den Hauptrisiken widmen, als da sind:

Das Blut kocht nicht ohne Anlaß

- Überstreß
- Rauchen
- Falsche Ernährung
- Bewegungsmangel

Es ist gut möglich, daß sich etwas in Ihnen sträubt, gegen diese Risiken zu kämpfen, denn mit dem Begriff Risiko verbindet sich meist Gefahr und Abwehr. Innerlich könnte die Haltung entstehen: Paß auf, mach nichts falsch. Risiko bedeutet, daß Gefahr im Verzug ist, und in der Folge können Unsicherheit und Angst auftreten.

Schutzfaktoren

Folglich geht es in diesem Buch nicht um Risikobekämpfung, sondern um Gesundheitsschutz. Die zarte Pflanze Herzgesundheit sollen Sie unter Ihren Schutz stellen und mit Schutzfaktoren beschirmen.

Herzschutz statt Risikofaktorenbekämpfung

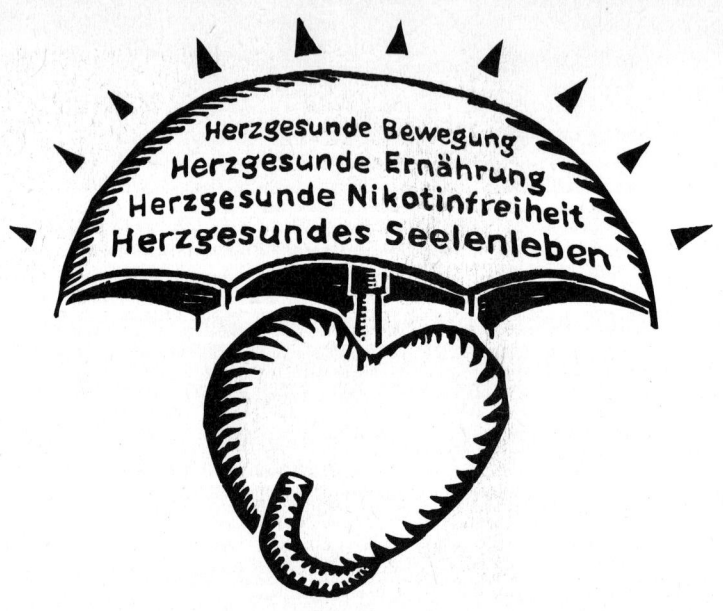

Abb. 3: Herzbeschirmung mit Schutzfaktoren

Die Risikofaktoren bedrohen das Herz, die Schutzfaktoren beschützen das Herz. Für das Erleben macht es einen immensen Unterschied, ob Sie eine Bedrohung abwehren oder einen Schutz aufbauen. Bedrohungen und deren Abwehr sind mit negativen Gefühlen verbunden; Schutzfaktoren und deren Aufbau sind mit positiven Gefühlen verbunden. Natürlich beschäftigen Sie sich lieber mit positiv gefärbten Themen, als gegen negative kämpfen zu müssen. Deshalb wurden Sie bereits bei der Einstimmung auf das Herz nicht mit Risikofaktoren konfrontiert, sondern auf Schutzfaktoren eingestimmt. Sie erinnern sich an die bereits genannten Schutzfaktoren:

- Herzgesundes Seelenleben
- Herzgesunde Rauchfreiheit
- Herzgesunde Ernährung und
- Herzgesunde Bewegung.

Als weiterer Schutzfaktor gilt bei Frauen bis zu den Wechseljahren der Hormonschutz durch die weiblichen Östrogene. Die Östrogene beeinflussen den Fettstoffwechsel und die Gefäßwände positiv. Diese Effekte sind aber nur bei Nichtraucherinnen und nur bis zu den Wechseljahren wirksam, da sich ab dieser Zeit die Östrogene verringern. Verhütungspillen (Antibabypillen) gelten, vor allem wenn sie über einen langen Zeitraum eingenommen werden, bezüglich der Infarktgefährdung als Risikofaktor.

Als bei weitem bedeutendster Schutzfaktor hat sich das «Herzgesunde Seelenleben» erwiesen. Deshalb wird dieser Themenbereich besonders ausführlich behandelt. Die körperlich-medizinischen Aspekte werden kurz erwähnt, sofern sie für das Verständnis der Zusammenhänge erforderlich sind. In diesem Buch geht es vorrangig um herzgesunde Selbsthilfemöglichkeiten. Bei den medizinischen Themen wie Medikamenteneinnahme oder Herzchirurgie ist Selbstregie weitgehend ausgeschlossen. Trotzdem erhalten Sie auch zu medizinischen Themen die wichtigsten Informationen, um als mündiger Patient am Behandlungsplan und beim Heilungsprozeß aktiv beteiligt sein zu können.

Heiles Seelenleben – heiles Herz

Revolution in der Herztherapie (D. Ornish)

Der kalifornische Arzt Dean Ornish konnte in seinen Untersuchungen feststellen, daß eine positive Lebenseinstellung und ein gesunder Lebensstil Schutz für das Herz bedeuten. Ornish hat zeitgleich, aber unabhängig von Brenner und Trappe, in den siebziger Jahren des 20. Jahrhunderts eine aufsehenerregende Herztherapie entwickelt und damit sensationelle Erfolge erzielen können. Revolutionär an dieser Therapie ist, daß sie fast ohne Medikamente und chirurgische Eingriffe auskommt und sich statt dessen der Veränderung des Lebensstils zuwendet.

Wie kam es zu dieser Entwicklung? Ornish war bereits als Student von den langfristigen Mißerfolgen vieler Bypass-Operationen

Positiver Lebensstil macht das Herz gesund

enttäuscht. Es zeigte sich nämlich, daß viele Patienten sich bald wieder einer weiteren Operation unterziehen mußten, da die frisch gelegten Bypässe wieder fast verschlossen waren. Ornish untersuchte die aktuellen Risikofaktoren der Patienten und stellte fest, daß sich bei diesen weder die riskanten Verhaltensweisen noch die riskanten Einstellungen dem Leben gegenüber verändert hatten. Die Untersuchten rauchten zum großen Teil wieder, aßen fettreich, hatten zu viel emotionalen Streß und zu wenig Bewegung. Ornish wurde klar: der Bypass (zu deutsch: die Umgehung) diente nicht nur der Umgehung einer Engstelle der Herzkranzgefäße, sondern fungierte auch als Umgehung der Ursachenbehandlung.

Ähnliche Feststellungen machten Brenner und Trappe in einer Rehabilitationsklinik für Herzinfarktpatienten. Wie Brenner und Trappe stellte Ornish Lebensstilgruppen zusammen, in denen er sich mit den Beteiligten der Ernährung, dem Nichtrauchen, der Bewegung, dem emotionalen Streß und der psychosozialen Situation zuwandte. Er führte auch wissenschaftliche Begleitstudien durch.

Sensationelle Ergebnisse

In ihren Lebensstil-Herzstudien konnten Ornish (1989) wie Brenner (1981) revolutionäre Ergebnisse veröffentlichen. Die Häufigkeit von Angina pectoris war in der Therapiegruppe um 90 Prozent zurückgegangen, sogar Ablagerungen in den Herzkranzgefäßen hatten sich bei einigen Patienten zurückgebildet. Letzteres konnte Ornish als erster mittels Herzkatheteruntersuchungen nachweisen. In der nicht speziell therapierten Kontrollgruppe hatten die Ablagerungen zu den Kontrollzeitpunkten nach einem und nach vier Jahren zugenommen, zum Teil hatten sich bedrohliche Engstellen gebildet. Die Patienten der Kontrollgruppe befanden sich in der üblichen ärztlichen Behandlung. Sie wurden hausärztlich behandelt und auf die Risikofaktoren hingewiesen.

Die Teilnehmer der Lifestyle-Therapiegruppen dagegen erreichten in allen Bereichen Verbesserungen der Gesundheit und des Wohlbefindens. Dabei spielten weder ihr Alter noch die

Schwere ihrer Erkrankung eine Rolle. Die Gesundheit und das Wohlbefinden verbesserten sich um so mehr, je stärker die Beteiligten ihren Lebensstil in den vier genannten Bereichen veränderten.

In einem Vortrag, den Ornish 1996 in Bad Dürrheim hielt, betonte er unter anderem: «Die tieferliegenden Ursachen der koronaren Herzkrankheit sind eine falsche Ernährung, fehlende Bewegung, Rauchen, Streß und psychosoziale Isolation ... Emotionaler Streß kann dazu führen, daß sich Blockaden schneller entwickeln, daß Ihre Arterien sich zusammenziehen und daß die Klümpchenbildung im Blut sich beschleunigt ... Wenn Sie diese Faktoren verändern bzw. ausschalten, kann Ihr Körper damit beginnen, sich zu heilen. Ihr Körper hat eine bemerkenswerte Fähigkeit – Ihr Herz hat eine bemerkenswerte Fähigkeit – sich selbst zu heilen, wenn Sie ihm eine Chance dazu geben. Und das geht viel schneller, als wir es früher in der Forschung jemals für möglich gehalten hätten ... Wir haben herausgefunden, daß ca. 90 Prozent der Herzpatienten, die Kandidaten für Bypaßoperationen oder Ballondillatationen waren, sich diese Eingriffe ersparen können ... Sie sehen, es kommt wirklich auf Sie selbst an.»

Die von Ornish referierten Ergebnisse sind erstaunlich: Fast 90 Prozent der Patienten seiner Lifestyle-Studie konnten ihre Arterienverkalkungen verringern bzw. abbauen und die Herzkranzgefäße weiten. Fast ohne Medikamente oder chirurgische Eingriffe – also allein mit Veränderungen des Lebensstils – ließen sich Gesundheit und Wohlbefinden wiederherstellen. Zur Lebensstilveränderung gehören im Ornish-Programm die folgenden Elemente:

90 Prozent überflüssige Herzeingriffe

- Nikotinabstinenz
- fettarme, vegetarische Ernährung
- wenig Alkohol, kein Kaffee
- regelmäßige Spaziergänge und Gymnastik
- Entspannungsübungen
- Visualisierungsübungen, Meditation
- mitmenschliche Kontakte.

Das Ornish-Programm hat sich nicht nur in der Herzkreislaufnachsorge, sondern auch in der Gesundheitsvorsorge als wirkungsvoll erwiesen. Mit der vorgeschlagenen Lebensstilveränderung lassen sich schätzungsweise 90 Prozent der Herzerkrankungen vermeiden. Einschränkend ist zu sagen, daß die Anforderungen der Ornish-Therapie im Alltag nicht ganz leicht zu erfüllen sind. So sind beispielsweise die Ernährungsvorschriften sehr streng und eignen sich nur bedingt für den alltäglichen Einsatz. Demgegenüber scheinen die emotionalen Entlastungen im Bereich der Angst- und Konfliktbearbeitung zu kurz gekommen zu sein und bedürfen einer Ergänzung.

Herzgesunde Emotionen

Die emotionalen Entlastungen sind nach den Erfahrungen von Brenner und Trappe für die Herzgesundheit und für eine positive Lebensperspektive besonders wichtig. In ihrem Vier-Säulen-Programm steht die emotionale Entlastung an oberster Stelle. Die Therapiegruppen kümmern sich vor allem um das herzgesunde Seelenleben. Inhalte der Gruppenarbeit sind im wesentlichen:

- Konfliktverarbeitung
- Streßmanagement
- Entspannung
- Angstabbau
- Förderung von Selbstsicherheit.

In einer Effektivitätsstudie wurden die Mitglieder der Therapiegruppe und die Personen einer vergleichbaren Kontrollgruppe nachuntersucht (N = 83). Drei Jahre nach dem Herzinfarkt war es unter den Teilnehmern der Therapiegruppe bei 2 Prozent zu einem erneuten Infarkt gekommen. Im Gegensatz dazu waren in der Kontrollgruppe 18 Prozent Reinfarkte zu beklagen. Ähnliche, verblüffend deutliche Unterschiede zeigten sich bezüglich des Rauchens und der Kopfschmerzen (s. Tabelle 1).

	Teilnehmer der Therapiegruppe	Teilnehmer der Kontrollgruppe
Reinfarkt innerhalb von 3 Jahren nach dem 1. Herzinfarkt	2 %	18 %
Nikotinbelastung 2 Jahre nach dem Infarkt	2 %	24 %
Starke Kopfschmerzen 2 Jahre nach dem Infarkt	2 %	23 %

1983 legten Brenner und Trappe ihr erstes Selbsthilfebuch für Herzinfarktpatienten vor. Darin stellten sie ihr Gruppenprogramm für die Selbstbehandlung vor. Bei weiteren Untersuchungen im Rahmen einer Herzkatheterstudie (N=606) ließen sich die gesundheitlich positiven Entwicklungen bestätigen (Brenner, 1989). Die Untersuchungsergebnisse zeigen, daß die Mitglieder der Therapiegruppe gelernt haben, mit Konflikten und Problemen besser umzugehen als die Personen der Kontrollgruppe. Die herzgesund lebenden ehemaligen Patienten konnten ihre Lebensperspektive entscheidend verbessern, mitmenschliche Aspekte im Leben betonen und ihrem Leben einen positiven Sinn geben.

Dem Leben einen Sinn geben

Was beinhaltet eine positive Einstellung zum Leben? Von besonderer Bedeutung dabei ist, einen positiven Lebenssinn und realistische Lebensziele vor Augen zu haben. Sinn des Lebens und Ziele im Leben sind zwei grundlegende Existenzthemen, die eng miteinander verknüpft sind. Der Sinn, den Sie Ihrem Leben geben, bestimmt die Ziele und umgekehrt.

Erinnern Sie sich an die Zeit vor Ihrem Herzinfarkt? Sie waren wahrscheinlich in einen fest definierten Lebensablauf eingebunden, den Sie als vorgegeben und unumstößlich wie ein Mühlrad erlebten. Ihr unausgesprochener Lebenssinn bestand wahrscheinlich im

«Verleben» und in der Pflichterfüllung, statt im Erleben. Ihre Ziele hießen vermutlich: durchhalten, den gestellten Anforderungen stets gewachsen sein, keine Schwächen zeigen, seinen Mann oder seine Frau stehen.

Vergleichen Sie nun Ihre Ziele, die Sie vor dem Infarkt verfolgten mit den Zielen, die Sie sich nach dem Infarkt gesetzt haben. Im Krankenhaus bestand Ihr Lebenssinn wahrscheinlich im bloßen Dasein und das Ziel im Überleben. Nach überstandener Akutphase werden Sie den Sinn des wiedergeschenkten Lebens vermutlich im «Erleben» und das Ziel im Zusammenleben erblicken. Sicher werden Sie in Zukunft mehr auf positive Momente im Leben achten. Negative Erlebnisse werden zurücktreten, weil es Ihnen gelingt, Ihr Streben nach immer-mehr, immer-stärker und immer-höher zurückzustellen. Positive Erlebnisse werden zunehmen, weil es Ihnen gelingt, das bisher Erreichte positiv zu bewerten und allein oder zu zweit zu genießen.

Erleben statt Verleben

Der zu Beginn des Buches erwähnte Versicherungsvertreter hatte vor dem Infarkt keine Zeit, das bisher Erreichte überhaupt zur Kenntnis zu nehmen. Außerdem beklagte er sich darüber, daß ihm die Zeit fehle, sein sauer verdientes Geld auszugeben. Nun gönnt er sich zusammen mit seiner Frau den lang ersehnten Urlaub. Die erwähnte berufstätige Mutter erkennt, daß sie ihre Kräfte überbeansprucht hat und ihre Familie zu kurz gekommen ist. Sie erlebt nun das herzliche Mitgefühl ihrer Familie, welches sie in Zukunft mehr genießen möchte. Sie hat sogar die Möglichkeit, ihre Berufstätigkeit zu reduzieren; ihr Chef ist froh, wenn sie überhaupt wiederkommt.

Emotionale Zuwendung

Die soziale Unterstützung durch Angehörige und Mitarbeiter ist nach dem Herzinfarkt meist sehr hoch. Das Mitgefühl und das Miteinander wird mit fortschreitender Genesung wieder abnehmen, wenn Sie nicht aktiv etwas dafür tun. Nutzen Sie daher die aktuelle Chance der emotionalen Zuwendung und retten Sie davon einiges in die Zeit nach Ihrem Infarkt. Bleiben Sie im Gefühlskontakt mit

Ihren Mitmenschen. Wenn Gefühlsbindungen einmal abgebrochen oder eingeschlafen sind, ist es schwer, sie wieder neu zu knüpfen. Gefühlsbetonte positive Beziehungen zu Mitmenschen stellen einen besonderen Schutz für das Herz dar. Nicht von ungefähr haben frühere Generationen das Herz als Sitz der Seele und der Gefühle bezeichnet.

Der Aufbau und die Pflege emotionaler Bindungen ist eine Herzensangelegenheit. Gute Beziehungen öffnen das Herz und die Gefühle, schlechte Beziehungen verschließen es. Beziehungen zu Mitmenschen gehören zu den Grundbedürfnissen des Menschen. In der Bedürfnispyramide (nach Maslow) bildet das partnerschaftliche Miteinander die zentrale Bedürfnismitte.

Emotionale Bindungen tun dem Herzen gut

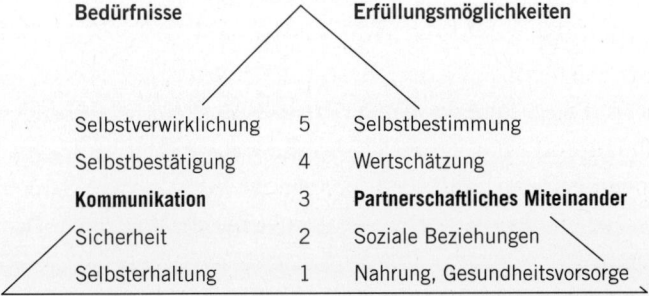

Abb. 4: Bedürfnispyramide

Kommunikation, die Sie innerlich zufriedenstellt, entwickeln Sie im partnerschaftlichen Miteinander (Stufe 3). Um die Stufen 2 und 4 herstellen zu können, sind Sie auch auf Mitmenschen angewiesen. Sicherheit können Sie im Sozialgefüge von Familie, Freunden oder Mitarbeitern finden. Für Ihre Selbstbestätigung brauchen Sie als Basis das Gefühl der Wertschätzung von wenigstens einem Mitmenschen. Auch bei der Selbsterhaltung und Selbstverwirklichung sind Sie auf die Unterstützung von Mitmenschen angewiesen: Ihre Nahrung können Sie schwerlich selbst herstellen; Selbstbestimmung braucht Akzeptanz und Unterstützung durch Mitmenschen.

Menschen mit Arteriosklerose leben oft in verhärteten sozialen

Beziehungen. Das soziale Netzwerk wurde brüchig, die soziale Unterstützung zerfiel. Mit dem Herzinfarkt sind sie auf die untere Stufe der Bedürfnispyramide zurückgefallen. Die Selbsterhaltung als blankes Überlebenwollen regt sich als elementares Bedürfnis. In dieser existentiellen Notlage wenden sich Ihnen nahestehende Mitmenschen gefühlsmäßig zu. Nutzen Sie die neuen Gefühlsverbindungen zum herzgesunden Wiederaufbau der Pyramidenstufen. Soziale und emotionale Verhärtung sollen nicht noch einmal das Herz verhärten. Soziale und emotionale Offenheit sowie ein verantwortungsbewußter Umgang mit der eigenen Person und mit dem eigenen Herzen helfen dem Herzen, sich zu öffnen.

Einstieg in den herzgesunden Lebensstil

Jetzt werden Sie neugierig sein, zu erfahren, wie ein herzgesundes Gesundheitsprogramm aussehen kann und wie Sie den Einstieg finden. Es gibt verschiedene Möglichkeiten, die kurz skizziert werden sollen. Sicher finden Sie die Gemeinsamkeiten der einzelnen Modelle heraus.

In Turnschuhen zur Herzgesundung

Der bekannte Herzarzt Halhuber bittet Sie einmal in der Woche in eine Turnhalle, nachdem Sie ein paar Formalitäten erledigt haben: Sie müssen zunächst einem Sportverein, Abteilung Behindertensport, und dort einer ambulanten Herzgruppe beitreten. Aus versicherungsrechtlichen Gründen wird diese Hürde eingebaut. In der Turnhalle angekommen, empfängt Sie ein Gymnastiklehrer oder eine Gymnastiklehrerin und leitet Sie in der sogenannten Aufwärmphase an, Ihre Muskeln zu lockern. In der Übungsphase führen Sie herzförderliche Gymnastik durch. In der abschließenden Phase soll beim Volleyballspiel die Seele positiv gestimmt werden. Die Inhalte der ambulanten Herzgruppen setzen sich aus den folgenden Inhalten zusammen, die bei Mathes (1997) spezifiziert werden:

> ➤ Bewegungsübungen zur Aufwärmung (ca. 10 Min.)

- Gymnastische Übungen (ca. 30 Min.)
- (Ball-)Spiele (ca. 20 Min.)

Ein Arzt steht mit Notfallkoffer (und Defibrillator) im Hintergrund und überprüft Ihren Pulsschlag. Ab und zu werden Vorträge über die Risikofaktoren angeboten und Hinweise zu Entspannungsmöglichkeiten gegeben. Die Teilnahme der Lebenspartner ist erwünscht. Die psychischen Aspekte werden in fortgeschrittenen ambulanten Herzgruppen stärker betont.

Der schon erwähnte Dean Ornish (1996) erzielt mit einer umfassenden Lebensstilveränderung beste Erfolge. Viele Teilnehmer bei seinen Herzgruppen, an denen abwechselnd Kardiologen, Psychologen, Physiotherapeuten, Psychotherapeuten und Ernährungsfachleute beteiligt sind, konnten die artheriosklerotischen Ablagerungen in ihren Herzkranzgefäßen teilweise oder ganz zurückbilden. Sie führen ein ausgegicheneres und zufriedeneres Leben als vor dem Infarkt. Im Anschluß an das wöchentliche Gruppenprogramm setzt sich das eigenständige tägliche Übungsprogramm wie folgt zusammen:

Lebensstil fürs Herz

- Gymnastische Dehnübungen (ca. 20 Min.)
- Entspannungsübungen (ca. 20 Min.)
- Visualisierung und Meditation (ca. 20 Min.)
- Spazierengehen (ca. 20 Min.)

Brenner und Trappe konnten, ähnlich wie Ornish, mit ihrem Gruppenprogramm, in dem die Schutzfaktoren der Herzgesundheit gestärkt wurden, die Wahrscheinlichkeit eines erneuten Infarkts innerhalb von drei Jahren drastisch senken. Als tägliches selbständiges Übungsprogramm propagieren Brenner und Trappe:

Harmonisierung der Herzumgebung

- Entspannungsübungen (z. B. Tiefmuskel-Entspannungstraining, Autogenes Training) (10–20 Min.)
- Harmonisierungsübungen für alle Lebensbereiche (z. B. Gefühle äußern, sich miteinander austauschen, ausgewogene Ernährung planen oder zubereiten) (10–20 Min.)
- Bewegungsübungen (z. B. Spazieren gehen, Gymnastik) (10–20 Min.)

Das skizzierte tägliche Übungsprogramm entspricht der realistischen Zeit von 30 bis 60 Minuten, die Herzinfarktgenesende und andere bereit und in der Lage sind, täglich für ihre Gesundheit einzusetzen. Wichtiger als eine zeitliche Ausdehnung ist die lockere Regelmäßigkeit der Übungen. Vermeiden Sie Zeitdruck und überzogenen Ehrgeiz! Es hilft nicht, sich die doppelte Zeit vorzunehmen und dann die Übungen unter Zeitdruck durchzuführen oder sie gar nicht durchzuführen, um anschließend unter schlechtem Gewissen zu leiden.

Den Leistungsehrgeiz in den Dienst des Herzens stellen

Ein Tip: Nutzen Sie Ihren Leistungswillen, mit dem Sie bisher Überstreß und die Gefahr von Krankheiten in die Höhe getrieben haben, zur Stärkung Ihrer Gesundheit. Hilfreiche Übungen dazu finden Sie in diesem Buch.

Es gibt nichts Gutes, außer man tut es

Ein ergänzender Tip: Die Kenntnis der Übungen ist ein wichtiger erster Schritt; das Durchführen der Übungen ist der weitaus wichtigere zweite Schritt.

Mit dem folgenden Fragebogen können Sie sich vergegenwärtigen, welche herzgesunden Veränderungen Sie bereits erreicht haben und was noch zu tun ist.

Fragebogen

So sah es in meinem Leben in den letzten Monaten vor meinem Herzinfarkt aus	Stimmt genau	Stimmt etwas	Stimmt nicht
➤ Mein Leben war hektisch.	☐	☐	☐
➤ Ich wollte manchmal mehrere Dinge zur gleichen Zeit tun.	☐	☐	☐
➤ In Streßsituationen griff ich manchmal zu Süßigkeiten o. ä.	☐	☐	☐
➤ Ich hatte öfter ein Gefühl von Zeitknappheit.	☐	☐	☐

So sah es in meinem Leben in den letzten Monaten vor meinem Herzinfarkt aus	Stimmt genau	Stimmt etwas	Stimmt nicht
➤ Fürs Rauchen hatte ich immer Zeit.	☐	☐	☐
➤ Ich war oft so geschafft, daß die Bewegung zu kurz kam.	☐	☐	☐
➤ Ich konnte nicht richtig abschalten.	☐	☐	☐
➤ Es war mir wichtig, daß andere mit meiner Arbeit zufrieden sind.	☐	☐	☐
➤ Ich konnte nicht gut «Nein» sagen.	☐	☐	☐
➤ Man mußte sein Können immer wieder beweisen, sonst war man schnell abgeschrieben.	☐	☐	☐
➤ Ich war leicht aus der Ruhe zu bringen, wenn ich angegriffen wurde.	☐	☐	☐
➤ Ich hatte keine Zeit, zu mir selbst zu kommen.	☐	☐	☐

Nun beantworten Sie die gleichen Fragen für die Zeit nach Ihrem Infarkt. Verwenden Sie beim erneuten Ankreuzen eine andere Farbe oder andere Zeichen. Wenn Sie damit fertig sind, geht es nicht um eine quantitative Auswertung, sondern um den qualitativen Vergleich. Vergleichen Sie Ihre Antworten zu den unterschiedlichen Zeitpunkten. Hat sich einiges verändert? Dann freuen Sie sich darüber. Bleiben Sie auf jeden Fall am Ball. Die weiteren Fortschritte und die Stabilisierung des Erreichten gelingen Ihnen mit Hilfe der vier Säulen herzgesunder Lebensführung.

Die vier Säulen
herzgesunden Lebensstils

Herzgesundes Seelenleben

So nehmen Sie der Angst den Nährboden

«Angst essen Seele auf», heißt ein Film von R.W. Fassbinder. «Angst macht das Herz eng», erleben viele Herzinfarktpatienten. Je mehr sie versuchen, die Angst wegzudrängen, um so stärker wird die bedrängende Angst mit Engegefühlen und Gefäßverengungen. Ein holländischer Kardiologe formulierte, daß die Betroffenen nach dem Infarkt mehr Probleme «im Hirn, als im Herzen» zu lösen haben. Um die untergründige Angst zu lösen, ist eine aktive Auseinandersetzung mit den Angstthemen nötig. Mit Herz und Verstand können Sie sich von der Angst = Enge befreien. Ist das nicht Grund genug, sich der Angst zu stellen?

Wenn Sie das Gefühl haben, damit überfordert zu sein, können Sie sich schrittweise den Angstthemen annähern. Sie können in Gesprächen mit Ärzten oder Psychologen weiterführende Informationen zu den Angstthemen sammeln. Sie können im Gespräch mit Angehörigen und guten Freunden Ihre eigenen Ängste in kleinen Schritten zum Ausdruck bringen. Sie können den Ängsten Ihrer Angehörigen und Freunde sensibel nachspüren und sich darüber austauschen.

Informationen helfen, Angst abzubauen

Gespräche verringern die Angst

Haben Sie schon darüber nachgedacht: Informationen und Gespräche über ein Angstthema verringern die Angst oder nehmen ihr die Grundlage. Dieser Zusammenhang ist nur wenigen bewußt, da sich Geist und Seele meist gegen Unangenehmes wehren und Informa-

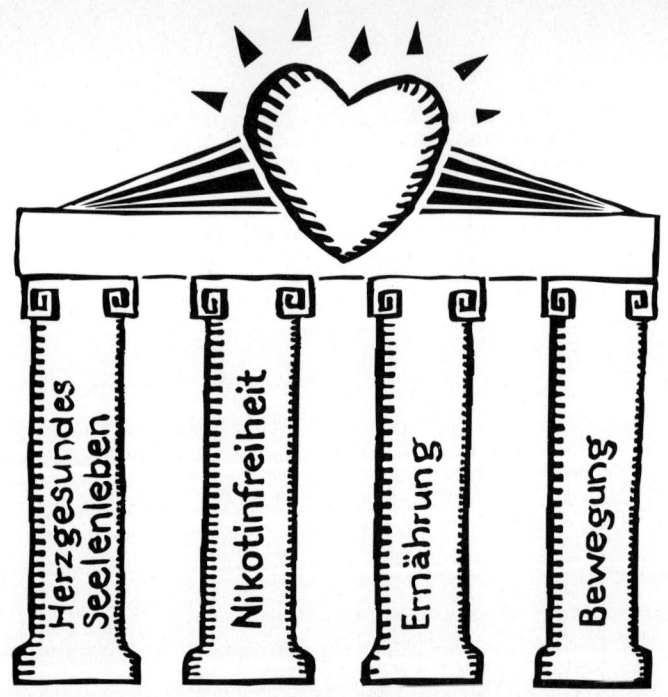

Abb. 5: Die vier Säulen herzgesunder Lebensführung

tionsangebote zurückdrängen. Bei einem akuten körperlichen Notfall mag die Abwehr von Informationen zunächst sinnvoll sein, um die bereits vorhandene körperliche Überbelastung nicht durch zusätzliche seelische Belastung zu verstärken. Beim akuten Herzinfarkt hilft den Betroffenen die angstverstärkende Diagnose «Herzinfarkt» oder «Gefäßverschluß» wenig. Sie erleben die Diagnose möglicherweise als Todesurteil und geraten zusätzlich zur Angst in Panik. Die körperliche Überlastung wird durch die akute Angst massiv verstärkt. Um kranke Menschen zu informieren, bedarf es also mehr als der bloßen Tatsachenmitteilung.

Feingefühl ist Glückssache   Zur Information von Kranken gehören Feingefühl und Umsicht. Sie haben vielleicht noch im Ohr, wie der feinfühlige Zahnarzt formuliert: «Gleich tut es kurz weh, aber dann ist der unangenehme Teil vorbei und Sie haben es geschafft.» Der nicht so feinfühlige Internist will aus seinem Herzen keine Mördergrube machen und sagt: «Das ist ein schwerer Herzinfarkt! Sie dürfen sich nicht mehr rühren! Seien Sie ganz still, ich alarmiere den Notdienst.» Etwas mehr Mitgefühl wäre für Betroffene und Angehörige vorteilhaft. Mancher Notarzt hat bereits aus der Not eine Tugend gemacht. Er wirkt als erstes beruhigend auf den Erkrankten ein. Er sagt etwa: «Erst mal ganz ruhig hinlegen und durchatmen. Ruhe ist das beste, was Sie jetzt für sich tun können.» Sollte Ihr Arzt dergleichen nicht sagen, greifen Sie zur Selbsthilfe und rufen Sie sich selbst zur Ruhe. Feinfühligkeit im Umgang mit Patienten wird im Medizinstudium leider selten gelehrt. Jedoch nimmt die Zahl der feinfühligen Ärzte zu, die ihre mitmenschliche Sensibilität im medizin-technischen Studium nicht verloren haben. Viele Mediziner lernen aus den Berichten Ihrer Patienten, was diesen besonders geholfen hat. Sagen auch Sie Ihren Ärzten, was Ihnen im einzelnen weitergeholfen hat.

Zitieren Sie die Äußerungen von Ärzten, die Ihnen gut getan und weitergeholfen haben. Positive Beispiele sind: «Sie brauchen sich keine Sorgen zu machen, wir sind für Sie da.» – «Sie müssen (gesund werden) wollen, dann können wir Ihnen auch helfen.» – «Kopf hoch, denken Sie an Ihre Angehörigen, die brauchen Sie noch!» – «Sie machen gute Fortschritte. Der Blutdruck schwankt noch. Könnte es sein, daß Ihr Blut mehr in Wallung gerät, wenn die Krankenschwester Blutdruck mißt, als wenn ich messe? Oder umgekehrt?» – «Ihre Cholesterinwerte sind wieder ganz normal. Das liegt nicht nur an dem gesunden, fettarmen Essen, sondern vor allem an der Entspannung, die Sie hier haben. Nutzen Sie die Zeit, um schon einmal darüber nachzudenken, wie Sie sich später zu Hause gesund ernähren und entspannen können.» – «Vielleicht kennen Sie bereits eine Entspannungsmethode? Dann setzen Sie das Gelernte regelmäßig ein, damit der alltägliche Streß nicht wieder Ihren Blutdruck und die übrigen Blutwerte nach oben treibt!»

Was macht diese Fragen und Aufforderungen so hilfreich? Wenn Sie die Äußerungen noch einmal durchgehen, stellen Sie fest, daß Ihr Herz Aufmunterung und Zuwendung positiv aufnimmt. Auch weiterführende Hinweise auf Hilfsmöglichkeiten, besonders auf Selbsthilfemöglichkeiten, sind willkommen.

Worte, die Mut geben

Wissen und Tun nehmen der Angst den Nährboden

Zu wissen, wie es weitergeht, und zu erfahren, was Sie selbst dazu beitragen können, entzieht der Unsicherheit sowie der Angst die Grundlage.

Ohne sich zu informieren, wissen Sie nämlich nicht, ob die Angst ein Warnsignal ist und wie Sie am besten darauf reagieren. Wenn Sie z. B. wenige Wochen nach dem Herzinfarkt einen Kasten mit Mineralwasser oder Bier tragen wollen und Angst oder Unsicherheitsgefühle in Ihnen hochsteigen, dann ist das ein ernst zu nehmendes Signal, die Flaschen einzeln zu tragen. Sollte Angst aufkommen, wenn ein Arztbesuch bevorsteht, könnte das mit der Angst vor einem unsensiblen Arzt oder mit der Angst um Ihr Herz bzw. um Ihr Leben zusammenhängen.

Ängsten und Unsicherheiten nachspüren

In beiden Fällen ist es sinnvoll, dem Grund der Angst nachzuspüren, um passend reagieren zu können. Wenn Sie nicht weiterkommen, wenden Sie sich an Fachleute! Auf jeden Fall ist es wichtig, daß Sie sich mit der Angst auseinandersetzen, um ihr den Nährboden zu nehmen. Da Angst die Gefäße verengt, ist Angst für das bereits vorgeschädigte Herz ausgesprochen nachteilig.

Viele Betroffene sind nach dem Herzinfarkt ängstlich und verunsichert. Sie achten auf die kleinsten Anzeichen körperlichen Unwohlseins und entziehen sich so weit es geht den täglichen Belastungen. Diese Verunsicherung wird durch negative Gedanken noch unterstützt: «Ich kann ja nichts mehr leisten. Was bin ich jetzt denn noch wert?» Da bei vielen das Selbstwertgefühl stark leistungsgebunden ist, stellt sich nach dem Infarkt leicht ein Gefühl der Minderwertigkeit ein, welches die Verunsicherung noch verstärkt.

Existentielle Ängste

Schauen Sie sich die Angst genauer an, so erkennen Sie einige Befürchtungen, die dahinter stecken können: «Wenn ich mich belaste, bekomme ich einen erneuten Infarkt. Wenn ich wieder einen Infarkt bekomme oder die Beschwerden zunehmen, muß ich vielleicht sterben.»

Es ist entweder die Angst vor einem Reinfarkt, vor Schmerzen oder dem Tod, die hinter der Schonhaltung steht. Wird diese existentielle Angst nicht aufgearbeitet, wird sie sich in einer allgemeinen Verunsicherung und Ängstlichkeit in allen Lebensbereichen ausdrücken. Sie kann aber auch in Form von Angst vor konkreten Handlungen auftreten (z. B. Angst, sich von der Wohnung oder dem Heimatort zu entfernen).

Allgemeine Selbstunsicherheit und konkrete Ängste hängen eng miteinander zusammen. Wer sich unsicher fühlt, ist für Ängste eher empfänglich; das gleiche gilt auch im umgekehrten Fall: Wer bei einem bestimmten Thema Angst empfindet, fühlt sich auch in anderen Lebensbereichen unsicher.

Unterbrechen Sie diese Abwärtsspirale. Nutzen Sie Ihre eigenen brachliegenden Möglichkeiten. Die folgenden selbstgesteuerten Strategien stehen Ihnen beim Angstabbau zu Verfügung:

Angst begreifen

> - Informieren Sie sich über den Gegenstand der Angst.
> - Fragen Sie sich: Warum habe ich Angst?
> - Gehen Sie den Gründen der Angst nach.
> - Nähern Sie sich schrittweise dem Thema der Angst.
> - Lassen Sie Angstgefühle dosiert zu.
> - Begreifen Sie das Angstthema.
> - Sprechen Sie von Ihren eigenen Ängsten.
> - Ermuntern Sie Angehörige, über ihre Ängste zu sprechen.

Zu Gesprächen über Ängste gehört ein gegenseitiges Vertrauensverhältnis und feinfühliges Zuhören. Abwiegelnde Sprüche wie «Das darf man nicht so schwer nehmen» helfen nicht weiter. Mitfühlende und aufmunternde Äußerungen sind hilfreich: «Du bist ja wie gelähmt von der Angst. Ich erinnere mich, daß du in deinem Leben schon ganz andere Schwierigkeiten in den Griff bekommen hast.»

Bei manchen Menschen steigern sich Unsicherheit und Angst mit der Zeit. Andere bekommen plötzlich Engegefühle, sobald sie sich in engen Räumen, z. B. in einem Aufzug befinden. Wenn die Angst mit Panikgefühlen einhergeht und zur Vermeidung von bestimmten Situationen führt, dann sollten Sie die Hilfe eines professionellen Therapeuten in Anspruch nehmen. Mit dessen Hilfe können Sie die Angst systematisch abbauen.

Eigenaktivität

Bei der schrittweisen Bearbeitung Ihrer Ängste beginnen Sie mit Entspannungsübungen. Sobald Sie ein entspanntes Gefühl erreicht haben, versetzen Sie sich für einige Sekunden in Ihr Angsterleben und gehen Sie dann zurück zu Ihren Entspannungsübungen. Diesen Ablauf können Sie mehrmals wiederholen. Wahrscheinlich nimmt die Angststärke bei den Wiederholungen ab. Genaue Anleitungen zu diesem systematischen Angstabbauprogramm, das als Systematische Desensibilisierung bezeichnet wird, finden Sie bei Brenner (1997) (s. Anhang S. 185).

Der Erkrankte als Gesundheitsexperte

Die Gesundheit ist eine zu wichtige Angelegenheit, als daß man sie alleine Fachleuten überlassen könnte. Daher die Forderung: Jeder soll ein Experte für seine Gesundheit werden. Gesundheit ist nämlich kein schicksalhafter Zustand, sondern ist durch die eigene Lebensweise, durch gesundheitsfördernde Verhaltensweisen und ausgewogene Einstellungen weitgehend selbst steuerbar. Die folgende Grafik zeigt Ihnen zwei unterschiedliche Wege, wie Sie Ihr Leben im spannungsgeladenen Alltag gesundheitsgerecht bzw. gesundheitsschädigend gestalten können.

Der Mensch lebt und handelt im Spannungsfeld des Lebens

Gesundheitsschädigende Lebensführung	Gesundheitsfördernde Lebensführung
Beharren auf starren Meinungen, Konfrontation ↓	Flexible Anpassung, aktive Suche nach Balance ↓
Starrer Umgang mit Schwierigkeiten ↓	Offener Umgang mit Schwierigkeiten ↓
Mißlungener Ausgleich, dauernde Konflikte ↓	Ausgleich, Arrangement, Kompromisse, Lösungen ↓

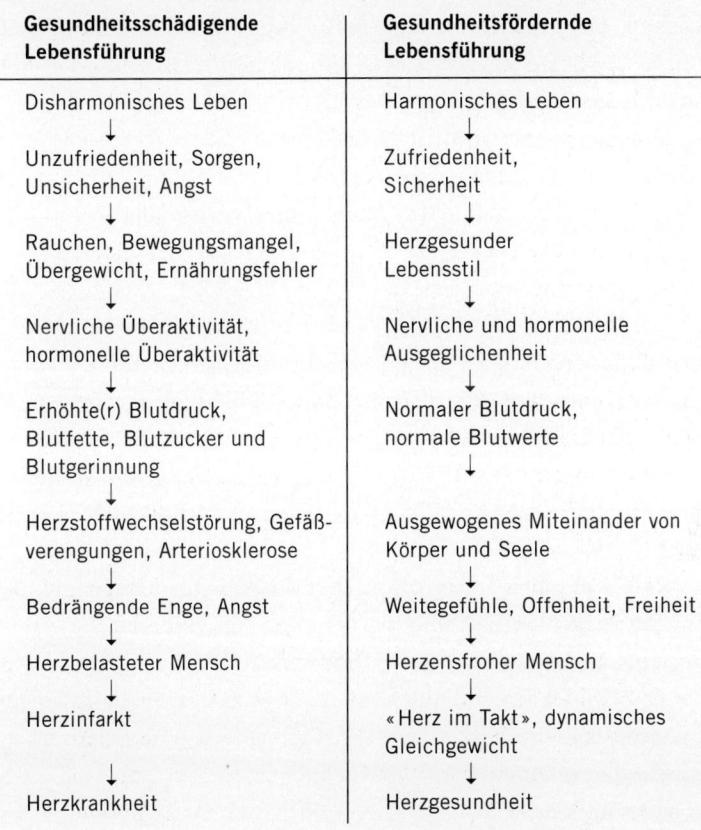

Abb. 6: Der Mensch im Spannungsfeld des Lebens

Der linke Weg führt zu Beklemmungen und zu Herzerkrankung. Der rechte Weg führt zu Herzgesundung. Ein ausgewogenes Zusammenwirken von Körper und Seele bedeutet auch ein dynamisches Gleichgewicht der Kräfte und Herzgesundheit.

Für den Herzinfarktkranken erhält Gesundheit einen ganz neuen Stellenwert. Gesundheit wurde vor dem Infarkt als etwas Selbstverständliches vorausgesetzt. Kranksein bedeutete für viele Schwäche, mit der man auf keinen Fall behaftet sein wollte. Um sich bescheinigen zu lassen, daß man gesund war, suchten viele Infarktgefährdete vor der Erkrankung regelmäßig einen Arzt auf. Sie interpretierten die Bescheinigung als Freibrief, ihre Kräfte erneut überziehen zu können, ohne mit gesundheitlichen Einbußen rechnen zu müssen. Der neue hohe Stellenwert der Gesundheit ist eine Folge der erlittenen Erkrankung.

Um eigenverantwortlich beim Gesundheitsprozeß mitwirken zu können, sind Basiskenntnisse über Sinn und Ziel von Verhaltensänderungen und medizinischen Maßnahmen notwendig.

Information erhöht die Kompetenz

Eigenverantwortung fördern

Wer über seine Krankheit und Heilungsmöglichkeiten nicht aufgeklärt bzw. informiert ist, fühlt sich hilflos. Hilflosigkeit führt zu Gefühlen der Unzufriedenheit, Resignation und Passivität. Fragen und Entscheidungen, die die medizinische Behandlung und insbesondere Eingriffe und Operationen betreffen, steht man hilflos gegenüber.

Aufklärung und Information über die Krankheit bewirken, daß Sie der Angst den Nährboden nehmen. Sie verlieren die Angst, Fehlentscheidungen zu treffen oder etwas falsch zu machen. Sie können bei der Behandlung aktiv mitwirken. Die Auseinandersetzung mit der Erkrankung und die eigengesteuerte Behandlung erleichtern den Umgang mit ihr. Sie mögen einwenden: Aufklärung ja, aber an wen kann ich mich wenden, wer ist sachkundig? Wie kann ich erfahren, was gesund bzw. krank macht?

Informationsquellen ausfindig machen und nutzen

Die Ihnen zur Verfügung stehenden Informationsquellen sind tatsächlich vielfältig. Da gibt es zunächst Verwandte und Bekannte, die meist einige Hausmittel und scheinbar richtige Strategien zur Hand haben. Dann können Sie auf Fernsehen, Radio oder Zeitung zurückgreifen, die zur Aufklärung der Entstehung und der Behandlungsmöglichkeiten von Krankheiten beitragen und Sie auf den neuesten Stand der Wissenschaft bringen. Auch der Pfarrer bietet Ratschläge für Ihr Seelenheil und kann zur seelischen Stabilisierung ebenso beitragen wie der Psychologe, mit dem Sie Ängste und Konflikte klären können. Und natürlich gibt es den Arzt, dem Sie Fragen über Ihre körperlichen Defekte und die richtige medizinische Therapie stellen können.

Sie sehen, wer sich über Krankheitsbewältigung und Gesundheitsvorsorge informieren will, hat dazu die Möglichkeit. Vielleicht erscheinen Ihnen diese verschiedenen Informationswege zunächst verwirrend, aber die Mühe Ihres Suchens wird sicher belohnt werden.

Eine wichtige Informationsquelle ist der Arzt. Er hat dem Patienten gegenüber eine Aufklärungspflicht bezüglich der geplanten Behandlungsschritte. Das bedeutet, daß er Ihnen sagen muß, was mit Ihnen, mit welchen Mitteln, mit welchen Risiken und mit welchen Folgen geschehen kann. Eine Einschränkung dieser Pflicht liegt dann vor, wenn z. B. bei einer lebensgefährlichen Erkrankung die Aufklärung wegen Zeitmangel oder wegen Bewußtseinseinschränkung nicht möglich ist. Der Patient kann auch ausdrücklich auf Aufklärung verzichten.

Der Patient hat grundsätzlich das Recht auf Einsichtnahme in seine Krankenunterlagen, insbesondere bei Verdacht eines Behandlungsfehlers oder bei einer vermuteten Sorgfaltspflichtverletzung.

Bei körperlichen Eingriffen muß der Patient seine Einwilligung geben. Ohne sie darf der Arzt nur in Ausnahmesituationen, z. B. bei Bewußtlosigkeit, einen Eingriff in den Körper vornehmen.

Partnerschaftliches Handeln

Die Beziehung zwischen Arzt und Patient soll partnerschaftlich sein, wobei jeder Partner bestimmte Rechte und Pflichten hat. Inwieweit diese Rechte und Pflichten in Anspruch genommen werden und zu einer angemessenen Gesundung beitragen, hängt von beiden Partnern ab. Ein Arzt, der sich für seinen Patienten keine Zeit nimmt oder nur organische Beschwerden beachtet, beeinträchtigt durch sein Verhalten die Behandlung. Ebenso behindert ein Patient, der die volle Verantwortung für seine Erkrankung allein dem Arzt überläßt, eine wirkliche Zusammenarbeit und stabile Gesundheit.

Sie selbst können die Zusammenarbeit entscheidend beeinflussen. Dazu gehört zunächst Ihre Einstellung dem Arzt gegenüber. Sehen Sie in ihm keinen unfehlbaren Halbgott im weißen Kittel, sondern einen Partner, der Ihnen mit seinem Wissen und seinen Möglichkeiten hilfreich zur Seite stehen kann.

Indem Sie sich informieren, mit dem Arzt über Ihre Beschwerden, Erfahrungen und Erwartungen sprechen, vermitteln Sie ihm, daß Sie sich mit Ihrer Erkrankung befassen und ein Partner zur Zusammenarbeit sind.

Wer die Erfahrung gemacht hat, wichtige Fragen beim Arztbesuch zu vergessen, oder nicht wagt, sie anzusprechen, sollte sich mit Hilfe einer Fragenliste vorbereiten. Dabei ist es wichtig, sowohl Wahrnehmungen, die im Zusammenhang mit der Erkrankung stehen, zu notieren, als auch Fragen an den Arzt aufzuschreiben.

Sie können sich an folgenden Punkten orientieren:

Zusammen-
arbeit
- Hinweise für den Arzt
  - Allgemeine Beschwerden? (z. B. Schlafstörungen, Herz- oder Kreislaufbeschwerden)
  - Schmerzen? Wenn ja, ausstrahlend?, begrenzt?, stechend?, krampfartig?, anderes:
  - Wann treten sie auf?
  - Seit wann nehme ich sie wahr?
  - Seelisches Befinden (z. B. Ärger); private / berufliche Probleme; Überbelastung?
  - Wirkung von Medikamenten? Verträglichkeit? Nebenwirkungen?
- Fragen, die Sie dem Arzt stellen können:
  - Art der Erkrankung? Deutsche Bezeichnung?
  - Wie konnte sie entstehen?
  - Welche Untersuchungen sind vorgesehen?
  - Welche Behandlungsmöglichkeiten gibt es?
  - Welche Medikamente sind vorgesehen? Wirkungen und unerwünschte Wirkungen?
  - Was habe ich zu beachten?
  - Welche Risiken bestehen bei der Behandlung?
  - Gibt es risikoärmere Behandlungsmöglichkeiten?

- Kann ich durch mein eigenes Verhalten (z. B. Veränderung der Lebensweise) zur Gesundung beitragen? Was kann ich tun?
- Wie lange dauert der Gesundungsprozeß erfahrungsgemäß?
- Mit welchem Verlauf ist zu rechnen?
- Welche Folgen der Krankheit könnten bestehen bleiben?
- Wie kann ich zur Linderung der Krankheitsfolgen beitragen?

Sollte die zur Verfügung stehende Zeit für Ihre Fragen nicht ausreichen, vereinbaren Sie einen gesonderten Termin. Sollten Sie mit der Behandlung nicht zufrieden sein oder sich falsch behandelt fühlen, haben Sie die Möglichkeit, im Krankenhaus den Patientenbeauftragten einzuschalten, ambulant den Arzt zu wechseln oder sich an den Patientenschutzbund zu wenden. Rechtliche Schritte können Sie sich als die allerletzte Möglichkeit vorbehalten. Erstrebenswert ist immer die einvernehmliche Zusammenarbeit.

Bewahren Sie Ihre Souveränität

Information und Aufklärung sind Voraussetzungen, um selbstverantwortlich den Gesundungsprozeß zu gestalten und aktiv zu begleiten. Selbstverantwortliches Handeln trägt entscheidend zur Befreiung von Angst bei.

Gespräche mit Betroffenen

Gespräche mit Personen, die ebenfalls einen Infarkt erlitten oder eine Operation hinter sich gebracht haben, können auch dazu beitragen, Angst zu verringern, wie das folgende Beispiel zeigt.

Ein Computerfachmann hat nach ausgiebigen Gesprächen mit dem Chirurgen einer Bypass-Operation zugestimmt. Während der zweimonatigen Wartezeit bis zur Operation kommen ihm Zweifel, ob er die richtige Entscheidung getroffen hat. Als er eines Tages im Wartezimmer seines Arztes sitzt, spricht ihn eine ältere Frau an und fragt ihn, warum er denn so unruhig auf dem Stuhl herumrutsche. Er erzählt von seinen Sorgen und Befürchtungen und erfährt, daß seine Gesprächspartnerin die gleiche Operation bereits hinter sich hat. Er fragt sie nach einzelnen Details und erkundigt sich nach ihrem augenblicklichen Befinden. Nach diesem Gespräch geht es ihm schon wesentlich besser, die Unruhe verschwindet langsam.

Informationsquellen nutzen

Sie brauchen aber nicht auf ein zufälliges Gespräch zu warten, sondern können von sich aus Mitpatienten in der Klinik oder Übende in der ambulanten Herzgruppe ansprechen. Die Wahl der Informationsquelle richtet sich danach, ob Sie eher sachliche Aufklärung haben möchten, die Sie z. B. in Büchern finden oder von Spezialisten erhalten, oder ob Sie eher Informationen von Gleichbetroffenen erwarten, die zur gefühlsmäßigen Beruhigung beitragen sollen.

Weitere Informationen und Aufklärungen, die Ihnen noch fehlen, können Sie diesem Buch entnehmen. Bedenken Sie aber, daß es schwierig ist, allgemeingültige Aussagen für jede Situation zu machen. So läßt sich nicht für jeden Patienten mit Bestimmtheit sagen, ob und wann er oder sie nach dem Infarkt wieder Auto fahren oder fliegen sollte. Je nach individueller Verfassung und je nach Untersuchungsergebnissen bespricht im Einzelfall der Therapeut gemeinsam mit dem Betroffenen, was er sich zutrauen sollte. Dies hängt von der Ausdehnung des Infarkts, vom Genesungsfortschritt, von früheren Gewohnheiten, von Hab-acht-Signalen, Spannungsgefühlen und Ängsten ab, die beim Autofahren, Tragen, Fliegen oder beim Geschlechtsverkehr eine Rolle spielen können.

Sexualität

Sex fürs Herz

Der «Sex danach» ist für manche ehemalige Herzinfarktpatienten ein angstbesetztes Thema. Grundsätzlich gilt hier: wenn mit einigem zeitlichem Abstand vom Infarktereignis wieder sexuelle Lustgefühle auftauchen, können Sie diesen ohne besondere Bedenken nachgeben. Lustgefühle zeigen Ihnen, daß es mit Ihnen und mit Ihrer Gesundheit wieder bergauf geht. Die Angst vor Überanstrengung ist unbegründet, wenn Sie sich mit den im nächsten Absatz beschriebenen Hab-acht-Signalen beschäftigt haben und diese beherzigen. Feststehende Meßwerte, etwa Wattzahlen als Verbots- oder Unbedenklichkeitsmarker, gibt es nicht. Die Regel, daß eine

Treppe beschwerdefrei zu ersteigen sei, ist zu ungenau, da noch andere Faktoren, vor allem die Angst eine Rolle spielen. Wenn Sie noch unsicher sind, ob Sie sich einen Geschlechtsakt zumuten können, beschränken Sie sich zunächst auf das Berühren und Fühlen des Partners. In gegenseitiger Befriedigung oder Selbstbefriedigung können Sie neue Sicherheit gewinnen. Beim nachfolgenden Verkehr sollten Sie möglichst nicht eine auf dem Partner liegende Stellung einnehmen, weil dies wegen der damit verbundenen erhöhten Muskelarbeit zu zusätzlicher Steigerung des Blutdrucks und der Herzfrequenz führt. Mit der Seitenlage oder der Rückenlage läßt sich zusätzliche Belastung vermeiden. Überhaupt sollte der gesunde Partner die Hauptaktivität übernehmen. Es ist günstig, wenn die Partner auch über dieses Thema sprechen und sich gegenseitig ihre Bedenken und Ängste mitteilen.

Sehen Sie Ihren Herzinfarkt als Chance für Ihre Sexualität: die Phantasie wird im Ausprobieren neuer Techniken beflügelt, die gegenseitige Zärtlichkeit nimmt zu, eine Rückbesinnung auf das eigentlich Wesentliche im Leben und in der Zweierbeziehung kann stattfinden. Zur Verständigung der Geschlechter können die Bücher von Gray und Ohm (s. S. 185) gut beitragen.

Durch die eventuell verordneten Medikamente kann es allerdings zu Einschränkungen kommen: die nervenblockierenden Betablocker können zu Potenzschwierigkeiten führen.

Medikamente

Das Thema Medikamenteneinnahme nach dem Herzinfarkt wird sowohl von Medizinern als auch von Pharmazeuten hoch bewertet. Ornish (1994) schätzt die Bedeutung von Medikamenten auf das Geschehen nach dem Infarkt weniger hoch ein. Er setzt auf Lebensstilveränderung: fast ohne Medikamenteneinnahme erreichen die Teilnehmer seiner Lifestylegruppen deutliche Ergebnisse der Herzgesundung. Die Autoren empfehlen Ihnen daher, Medikamente nicht ungeprüft hinzunehmen, sondern sich genauestens erklären zu lassen, was der Mediziner mit einem bestimmten Me-

Mediziner sind Medizinfachleute

dikament erreichen will. Lassen Sie sich anschließend erklären, wie Sie das gleiche Ziel auf anderem, nicht-medikamentösem Wege erreichen können. Dabei geht es darum, mögliche Alternativen zu erfahren, um kompetent Risiken und Nebenwirkungen abwägen zu können. Sie lernen Schlagzeilen wie «Antibiotika verhindern Herzinfarkte» zu hinterfragen. Sie informieren sich: Bakterien können bei überbelastetem Immunsystem Organe gefährden. In Notfällen sind Antibiotika gerechtfertigt. Grundsätzlich geht es um die Stärkung der körpereigenen Immunabwehr mittels herzgesunder Lebensführung. Antibiotika schwächen leider das Immunsystem, herzgesunde Lebensführung stärkt es. Über alternative Gesundheitswege sind Sie nach der Lektüre dieses Buches vermutlich besser informiert als die meisten Medizinfachleute.

Beherzigen Sie stets diesen Gebrauchshinweis:

> Zu Risiken, Nebenwirkungen und Alternativen lesen Sie dieses Buch, fragen Sie einen vertrauenswürdigen Arzt oder richten Sie sich nach Ihrem eigenen Urteilsvermögen.

Herzdiagnostik und Herztherapie

Wahrscheinlich kennen Sie Begriffe wie EKG oder Bypass, ohne genauer darüber Bescheid zu wissen. Falls diese Themen zur Sprache kommen sollten, lassen Sie sich über Sinn und Zweck der geplanten Maßnahmen informieren. Zunächst benötigen Sie keine Detailkenntnisse, ein grober Überblick reicht aus.

Was ist ein EKG?

Die Herzschläge sind mit schwachen elektrischen Spannungsveränderungen verbunden, die sich in einem Elektrokardiogramm (EKG) aufzeichnen lassen. Das EKG ist die Niederschrift der gemessenen Spannungsveränderungen. Beim Ruhe-EKG werden die Herzaktionen unter Ruhebedingungen aufgezeichnet, das Belastungs-EKG zeigt die Herzaktionen unter Belastungsbedingungen. Während der

Aufzeichnung eines Körperbelastungs-EKGs radeln Sie meist auf einem Fahrradergometer gegen einen steigenden Widerstand. Einige Untersucher gehen auch der Frage nach, wie das Herz auf emotionale Streßbelastungen reagiert. Dazu stellen sie z. B. Rechenaufgaben, die unter Zeitdruck zu lösen sind.

Die Aufzeichnung eines Ruhe-EKG ist harmlos. Achten Sie beim Belastungs-EKG darauf, daß bei steigender Belastung keine der im nächsten Absatz besprochenen Hab-acht-Signale mit Schmerz verbunden auftreten. Leichtere unangenehme Empfindungen sind bei einem Belastungstest akzeptabel.

Was ist eine Szintigraphie?

Bei der Szintigraphie werden radioaktives Thallium oder andere radioaktive Substanzen über eine Armvene eingespritzt. Mit einer speziellen Kamera wird die Verteilung des Thallium im Herzen registriert. Radioaktive Substanzen reichern sich in intakten Herzkranzgefäßen vermehrt an, so daß man Rückschlüsse auf intakte bzw. defekte Bereiche ziehen kann. Szintigraphie soll wichtigen ungeklärten Fragestellungen vorbehalten bleiben, die auf andere Weise schwer zu lösen sind. Solch eine wichtige Fragestellung liegt beispielsweise dann vor, wenn die Beantwortung einer Frage zu einer bedeutsamen Konsequenz führt. So könnte eine Szintigraphie die Frage beantworten, ob eine konservative Behandlung (Medikamente) ausreicht oder ob ein chirurgischer Eingriff notwendig ist. Zur Befriedigung von akademischer Neugierde bzw. zur routinemäßigen Durchführung ist Szintigraphie wegen der radioaktiven Belastung des Körpers nicht geeignet.

Was ist eine Koronarangiographie?

Ähnliches gilt für die Koronarangiographie, die umgangssprachlich als «Großer Katheter» bezeichnet wird. Über einen Katheter, der durch eine Beinvene zum Herzen geführt wird, werden Kontrastmittel zum Herzen gebracht. Die Ausbreitung des Kontrastmittels wird mit vielen Röntgenaufnahmen als Film festgehalten. Daraus lassen sich Rückschlüsse auf die Pumpkraft des Herzens und auf

Eingriffe ins Herz

Engstellen sowie Verschlüsse in den Herzkranzgefäßen ziehen (vgl. Abb. 1). Wegen der hohen Belastung durch die Röntgenstrahlen wird auch diese Untersuchung nur bei wichtigen Fragestellungen durchgeführt werden.

Als chirurgische Konsequenz könnte eine Bypass-Operation oder Stent-Implantation folgen, aus kardiologischer Sicht käme eventuell eine Ballondilatation oder eine Laserbehandlung in Frage.

Bei einer Bypass-Operation werden Teile von Beinvenen verwendet, um Engstellen in den Herzkranzgefäßen zu umgehen (vgl. Abb. 1).

Was ist ein Bypass?
Eine Umgehung (Bypass) wird bei vorhandenen massiven Engstellen in den Herzkranzgefäßen diskutiert, die mit Dauerschmerz verbunden sind. Wenn in einem aortanahen Teil eines Herzkranzgefäßes nur noch 5 bis 10 Prozent des ursprünglichen Gefäßdurchmessers vorhanden ist, spürt der Betroffene diese Verengung als dauernden Herzschmerz.

Erst einen totalen Verschluß bezeichnet man als Infarkt. Ein Infarktbereich läßt sich nicht umgehen, weil das Gewebe hinter dem Verschluß abstirbt und durch einen Bypass nicht wieder aktiviert werden kann. Eine Bypass-Operation läßt sich oft mit nachhaltiger Lebensstilveränderung nach Ornish oder nach diesem Buch umgehen. Alle technischen Eingriffe in den Körper, ob nun mit Ballondilatation, Stenteinbringung oder Laserbehandlung, sollten nur nach strenger Abwägung der Risiken und der jeweiligen Erfolgsaussichten durchgeführt werden.

Was ist eine Ballondilatation?
Bei der Ballondilatation wird ein Katheter mit einem aufblasbaren Ballon in eine Engstelle des Herzens geführt. Der Ballon wird mit Hochdruck aufgeblasen und drückt Ablagerungen in die Gefäßwand hinein. Auf den ersten Blick erscheint die Erweiterung als elegante Lösung. Bei verhärteten Gefäßen besteht aber die Gefahr der Bildung von Rissen in den Gefäßwänden. Zudem ist bekannt, daß er-

neute Verengungen und Verschlüsse vermehrt auftreten. Das zusätzliche Einbringen von gefäßstabilisierenden Gitternetzen (Stents), das Durchbohren einer Engstelle (Rotablation), das Wegschneiden von Ablagerungen (Atherektomie) oder die Auflösung mit Laserstrahlen bringen im statistischen Erfolgsvergleich mit Dilatationsergebnissen keine Vorteile. Die Wahrscheinlichkeit der erneuten Verengung ist groß, wenn der bisherige Lebensstil unverändert bleibt. Dauerhaften Schutz bringt nur die konsequente Änderung des Lebensstils. Herzgesundes Leben hält die Gefäße langfristig offen.

Irdisches Leben ist endlich

Bedenken Sie dabei, daß irdisches Leben nicht unendliches Leben bedeutet. Leben ist endlich und gerade deswegen sollten Sie es lebenswert gestalten. Angst vor der Endlichkeit des Lebens oder Zurückweichen vor dem Thema Tod trägt nicht zur gewünschten Herzöffnung bei. Solche Enge-Angst macht hilflos. Hilflos greifen die Betroffenen nach technischen Strohhalmen. Aber trotz eingebautem Stent und Bypass besteht die Angst oft untergründig weiter und die Gefäße verengen sich erneut. Die Angst, daß die getroffenen Maßnahmen nur von begrenzter zeitlicher Dauer sein könnten, führt zu weiteren Verengungen. Bei herzgesunder Lebensführung geraten Sie erst gar nicht in den Teufelskreis von Angst und Enge.

Die eigentliche Angst, die hier eine Rolle spielt, ist nicht die Angst um den Bypass oder den Stent, sondern die Befürchtung, nicht zu überleben bzw. sterben zu müssen. Das Thema Tod ist mit dem Herzinfarkt aktuell geworden. Da der Tod aber eines der letzten Tabuthemen ist, haben Sie den Gedanken daran wahrscheinlich schnell weggedrängt. Je mehr Sie jedoch dieses Thema wegdrängen, um so stärker wird es Sie untergründig bedrängen.

Der Tod gehört zum Leben

Um mit dem Thema Tod leichter umgehen zu können, ist eine gelassene Auseinandersetzung damit sinnvoll. Tauschen Sie sich auch mit Ihrem Partner über diesbezügliche Ängste und Befürchtungen aus. Sobald Sie gelernt haben, über den Tod und Ihre Ängste offen zu sprechen, wird der Tod seine bedrängende Kraft verlieren.

Wenn Sie die Endlichkeit des Lebens akzeptiert haben, gelingt es Ihnen, Ihren Blick auf den Augenblick zu lenken. Sie erkennen, daß Leben in jedem einzelnen Augenblick stattfindet. Sie werden die Augenblicke des jeweiligen Tages als einmalige Ereignisse leben und erleben können. Sie werden weniger Zeit mit Nichtigkeiten bzw. Kämpfen vergeuden. Je gelassener Sie leben und je mehr Sie das Leben genießen lernen, desto weniger Hab-acht-Signale werden auftreten.

Hab-acht-Signale

Kaum ein Infarktkandidat nimmt vor dem Herzinfarkt die körperlichen und seelischen Warnsignale wahr, die auf eine Überlastung des Herzkreislaufsystems hinweisen. So erging es auch einem Kfz-Mechaniker, der folgendes berichtet:

Auf Signale achten

«Der Herzinfarkt kam aus heiterem Himmel. Ich kann gar nicht verstehen, wie es dazu kommen konnte. Ich war in meinem Leben noch nie für längere Zeit ausgefallen. Manchmal, wenn ich besonders hektisch war, spürte ich einen Druck auf der Brust. Ich habe mich darum nicht weiter gekümmert. Man durfte ja keine Schwäche zeigen. Es mußte ja alles weitergehen. Wenn ich so richtig erschöpft war, habe ich am folgenden Wochenende ein paar Runden um den Sportplatz gedreht. Ich war ja früher aktiver Sportler, müssen Sie wissen, aber im Laufe der Zeit leidet ja alles unter der Hektik. Heute muß ich mich schon zum Laufen zwingen, sonst wird nichts draus. Wenn ich nach der Anstrengung dann so richtig erschöpft bin, fühle ich mich erst richtig wohl: da weiß man doch, wo's herkommt, da braucht man sich keine Gedanken über Beklemmungsgefühle zu machen.»

Der Kfz-Mechaniker sieht seine Krankheit als Schwäche an, und Schwäche kann bzw. will er sich nicht eingestehen. Auch körperliche und seelische Mißempfindungen sieht er als Schwäche an. Alles soll ohne Störungen funktionieren. Mißempfindungen ignoriert er, oder er versucht, die Störung durch weitere sportliche Überanstrengung aus der Welt zu schaffen.

Die eigenen Hab-acht-Signale erkunden

Gesundheitsförderlich ist der folgende Umgang mit Hab-acht-Signalen:
- Sie achten auf Ihre Wahrnehmungen in Streßsituationen und notieren Ihre körperlichen, seelischen und gedanklichen Reaktionen.
- Sie geben den Mißempfindungen eine signalhafte und damit positive Bedeutung. Das auftretende Druckgefühl oder die Kopfschmerzen bewerten Sie nicht als negative Funktionsstörung, sondern als positiven Hinweis, daß Sie die augenblicklich zur Verfügung stehenden Kräfte überziehen.
- Diejenigen Signale, die häufiger in Streßsituationen auftreten, können Sie als Ihre individuellen Hab-acht-Signale betrachten. Notieren Sie diese. Prägen Sie sich Ihre Hab-acht-Signale gut ein. Beschränken Sie sich auf zwei bis vier solcher Hab-acht-Signale; viel mehr können Sie sich auf die Dauer nicht merken.

Wenn Sie das nächste Mal eines Ihrer Hab-acht-Signale spüren, sollte in Ihnen die «rote Warnlampe» aufleuchten und folgenden Gedankengang auslösen:

> Halt! Stop! Achtung! Hier bin ich zu weit gegangen!
> Was kann ich sofort bzw. mittelfristig tun, damit die Warnlampen ausgehen oder schwächer leuchten? Wie kann ich die Situation entschärfen?

Zur Entlastung bieten sich in erster Linie Entspannungstechniken an, aber es gibt auch andere Möglichkeiten der Entlastung, die an verschiedenen Stellen in diesem Buch beschrieben sind.

Beginnen Sie mit der Analyse und mit der Bewertung Ihrer individuellen Hab-acht-Signale. Da es oft schwer fällt, Hab-acht-Signale zu identifizieren, sollen Sie sich jetzt in Ihre letzte Überstreß- bzw. Ärgersituation zurückversetzen. Gehen Sie dabei die folgende Liste der Mißempfindungen und negativen Gedanken durch und kreuzen Sie die zutreffenden Kästen an.

Fragebogen

Mögliche Hab-acht-Signale in Überstreßsituationen	immer	häufig	selten/nie
▶ Gepreßte Lippen	☐	☐	☐
▶ Trockener Mund	☐	☐	☐
▶ Zittern	☐	☐	☐
▶ Kalte Hände / Füße	☐	☐	☐
▶ Schulterspannungen	☐	☐	☐
▶ Rückenschmerzen	☐	☐	☐
▶ Kloßgefühl	☐	☐	☐
▶ Kopfschmerzen	☐	☐	☐
▶ Atembeschwerden	☐	☐	☐
▶ Schwindelgefühle	☐	☐	☐
▶ Druck auf der Brust	☐	☐	☐
▶ Kalter Schweiß	☐	☐	☐
▶ Herzjagen	☐	☐	☐
▶ Herzstolpern	☐	☐	☐
▶ Magenbeschwerden	☐	☐	☐
▶ Rauchen	☐	☐	☐
▶ Zu Süßigkeiten greifen	☐	☐	☐
▶ Innere Unruhe	☐	☐	☐
▶ Angstgefühle	☐	☐	☐
▶ Den Boden unter den Füßen verlieren	☐	☐	☐
▶ Erschöpfung	☐	☐	☐
▶ Einschlafschwierigkeiten	☐	☐	☐
▶ Rastlosigkeit	☐	☐	☐
▶ Hektik	☐	☐	☐
▶ Erregung	☐	☐	☐
▶ Aggressivität	☐	☐	☐
▶ Gestikulieren	☐	☐	☐

Mögliche Hab-acht-Signale in Überstreßsituationen	immer	häufig	selten/nie
➤ Lautes Sprechen	☐	☐	☐
➤ Abgehacktes Sprechen	☐	☐	☐
➤ Gepreßte Stimme	☐	☐	☐
➤ Nicht zuhören	☐	☐	☐
➤ Den Faden verlieren	☐	☐	☐
Gedanken wie:			
➤ Ich darf keine Fehler machen	☐	☐	☐
➤ Ich werde mich blamieren	☐	☐	☐
➤ Ich muß es unbedingt schaffen	☐	☐	☐

Die in der ersten Spalte angekreuzten Mißempfindungen und Fehlverhaltensweisen sind Ihre persönlichen Hab-acht-Signale!

Besonders markant sind solche Signale, die

➤ nur in einer Überstreßsituation auftreten (z. B. Gestikulieren bei Überstreß)

➤ plötzlich auftreten (z. B. Herzstolpern bei starkem Streß)

➤ sich steigern (z. B. ansteigende Erregung bei Überstreß).

Da es vollkommen ausreicht, zwei bis vier solcher Warnsignale im Auge zu behalten, suchen Sie sich bitte die für Sie markantesten Signale heraus und notieren Sie diese auf einem Merkblatt:

Meine Hab-acht-Signale:
1. _____
2. _____
3. _____

Sobald Sie sich Ihre Hab-acht-Signale eingeprägt haben, übernehmen diese ihre Hab-acht-Funktion.

Alarmsignale beachten

Die folgenden schmerzhaften Signale sollen nicht nur die Hab-acht-Haltung aktivieren, sondern eine Alarmreaktion auslösen. Alarmsignale sollen Ihnen zeigen, daß die Gefahr eines akuten Herzinfarkts besteht:

- Besonders bei Männern: plötzlicher, brennender Brustschmerz; meist in den linken Arm ausstrahlende Schmerzen, starke Beklemmungsgefühle, Vernichtungsgefühl.
- Besonders bei Frauen: plötzlicher ziehender Schmerz im Rücken in Höhe des Herzens, oft ausstrahlend ins linke Schulterblatt.
- Bei Männern und Frauen: die Schmerzen verstärken sich massiv sowohl bei innerer Erregung als auch bei Kältereizen und körperlicher Aktivität.

Beim Auftreten solch massiver Schmerzen soll sofort und ohne Verzögerung ein Arzt gerufen werden, der dann die notwendige medizinische Akutbehandlung einleiten kann.

Falls vorhanden, können Sie Nitropräparate oder zur Verfügung stehende Beruhigungsmittel einsetzen. Sehr hilfreich ist der Einsatz der gelernten Entspannungsübungen. Ruhe ist besonders wichtig, da sich bei Entspannung die Blutgefäße erweitern und eine körperliche Entlastung unmittelbar stattfindet. Setzen Sie Ihr erlerntes Entspannungstraining ein! Im nicht erhofften Fall der Fälle kann es Ihnen von entscheidendem Nutzen sein.

Die Hab-acht-Signale sind, anders als die Alarmsignale, nicht erst bei drohendem Herzinfarkt von Bedeutung. Die Hab-acht-Signale helfen Ihnen, Überlastungen bereits zu einem viel früheren Zeitpunkt wahrzunehmen. Wenn Sie Hektik oder Streß rauchen bemerken, besteht noch keine akute Herzinfarktgefahr. Ihre Gefühle und Verhaltensweisen zeigen Ihnen jedoch, daß Sie Ihr Herzkreislaufsystem überbelasten und für Abhilfe sorgen sollen. Je sensibler Sie auf die Hab-acht-Signale reagieren, desto eher werden Sie auch frühzeitig gewarnt. Wenn Sie Ihre Hab-acht-Signale erkannt und sich gemerkt haben, brauchen Sie sich nicht ständig zu beobachten. Sie brauchen auf Dauer gesehen keine ständige Selbstkontrolle durchzuführen. Sie brauchen erst aktiv zu werden, wenn sich eines Ihrer Hab-acht-Signale meldet. Diese Entlastung der Aufmerksamkeit kommt u. a. der Stärkung Ihres Immunsystems zugute.

Die Partner können mitwirken

Sollten Sie dem eigenen Warnsystem nicht genügend trauen, können Sie Ihre Partner oder Freunde in das Thema Hab-acht-Signale einweihen und diese bitten, Sie auf Ihre Hab-acht-Signale aufmerksam zu machen. Besonders bei langsam sich steigernden Mißempfindungen oder Fehlverhaltensweisen (z. B. Ungeduld oder lautes Sprechen) fallen einem Partner diese Veränderungen eher auf als Ihnen selbst. Interpretieren Sie die Mitteilung des Partners nicht als Maßregelung, sondern als Hilfsangebot.

Was können Sie tun, wenn Sie ein Hab-acht-Signal wahrnehmen?

Grundsätzlich sollten Sie das Hab-acht-Signal als Hinweis für das Überziehen von Kräften ansehen. Als notwendige Folge ist eine Entlastung anzustreben, insbesondere im emotionalen Bereich. Das überlastende Ereignis ist das Ereignis, bei dem die Warnsignale auftreten. Fragen Sie sich, was in der betreffenden Situation zur Überlastung des seelischen und körperlichen Kräftehaushalts führt.

Hab-acht-Signale geben wichtige Hinweise

- Sind es
  - äußere Ereignisse,
  - Personen,
  - eigene Erwartungen oder
  - Befürchtungen?

Bei unerwarteten Ereignissen können Sie sich fragen, warum gerade dieses Ereignis Sie so in Aufruhr versetzt hat. Spielen dabei überzogenes Leistungsdenken oder mangelnde Selbstwertgefühle eine Rolle? Bearbeitungsmöglichkeiten dazu finden Sie in den nachfolgenden Kapiteln.

➤ Führt das Ereignis zu Angstgefühlen oder depressiven Reaktionen?
➤ Befinden Sie sich in einer Konfliktsituation?

Auch dazu folgen weitere Hinweise auf den Seiten 84–90. Manchmal sind Einstellungs- oder Verhaltensänderungen für eine dauerhaft körperlich-seelische Entlastung nötig. Meist bringen bereits kurze Ausgleichstätigkeiten und Entspannungsübungen eine erste Entlastung.

Akut eingesetzte Entspannungstechniken sind in Belastungssituationen ein nicht hoch genug einzuschätzendes Hilfsmittel. Sie können Entspannung in jeder Situation kurzfristig einsetzen. Es ist nicht einmal nötig, die Situation zu verlassen, wenn Sie sich sekundenweise auf die eine oder andere der von Ihnen gelernten Entspannungsübungen einstellen.

Die mehr ursächliche Bearbeitung der belastenden Situation kann dann etwas später erfolgen. Schieben Sie die Beschäftigung mit den Ursachen aber nicht auf die lange Bank. Beginnen Sie mit der aufgeschobenen Bearbeitung jetzt, damit Ihr Vorsatz nicht in Vergessenheit gerät und Sie nicht durch erneute Hab-acht-Signale oder sogar Alarmsignale daran erinnert werden müssen.

Die wichtigsten Strategien zum Abbau von emotionalen Belastungen finden Sie in diesem Buch ausführlich behandelt. Nutzen Sie dieses Potential zur Stärkung Ihrer Herzgesundheit.

So gelingt Ihnen das Streßmanagement

Zwei Büroangestellte treffen sich vor der Arbeit auf dem Firmenparkplatz. «War das heute morgen wieder ein Streß!» meint der eine zu seinem Kollegen. «Der Tag fing schon gut an, als ich aufstand. Der Rasierapparat funktionierte nicht. Dann mußte ich noch mein Auto freikratzen und schließlich standen alle Ampeln auf ‹Rot›. Auf der Autobahn hatte ich nur Linksfahrer vor mir und zu guter Letzt blockierte ein Trecker das letzte Stück bis zur Firma. Zum Glück wußte ich einen schnellen Umweg, sonst wäre ich jetzt noch nicht hier. Jetzt bin ich naßgeschwitzt. Ich bin gespannt, was der Tag noch alles bringt!»

«Mir ging es ganz anders, obwohl wir ja fast die gleiche Strecke fahren», entgegnet der andere. «Ich habe schöne Musik gehört, als ich das Auto vom Eis befreite. Unterwegs habe ich einen interessanten Beitrag zum gestrigen Fußballspiel gehört und mich an den Strahlen der aufgehenden Sonne erfreut. Hast du gesehen, wie schön die Bäume heute morgen mit Rauhreif überzogen waren? Mir geht's jetzt richtig gut!»

Wenn zwei das gleiche tun, ist es noch lange nicht dasselbe, so besagt es ein bekanntes Sprichwort. Das trifft auch auf die unterschiedlichen Schilderungen der beiden Büroangestellten zu. Zwei ähnliche Situationen wurden ganz verschieden erlebt. Während der erste seinen Tag bereits mit Hektik und Zeitdruck begonnen hat und sich über viele Dinge ärgerte, erlebte sein Kollege die gleiche Situation als erholsam und anregend. Dementsprechend unterschiedlich war auch die Befindlichkeit der beiden nach der Fahrt. Der erste fühlte sich bereits erschöpft und gestreßt, bevor er angefangen hatte zu arbeiten, während der andere sich als ausgeruht und tatkräftig beschrieb.

Was im allgemeinen als Streß bezeichnet wird, ist kein objektives Ereignis, das von allen Menschen gleich erlebt wird. Vielmehr handelt es sich um Situationen bzw. Gegebenheiten, die von jedem Menschen unterschiedlich bewertet und eingeschätzt werden. Auch der Begriff «Streß» wird von vielen in unterschiedlicher Bedeutung genutzt. Damit keine Mißverständnisse entstehen, wollen wir uns den Begriff Streß etwas näher ansehen.

Streß hängt von der Bewertung einer Situation ab

Streß kommt ursprünglich aus dem Englischen und heißt übersetzt Spannung. Streß bzw. Spannung ist ebenso lebensnotwendig wie Entspannung. Beide sind als positiv anzusehen. Da Belastungen zum täglichen Leben gehören, ist Streß im Sinne von Spannung noch nicht mit einer negativen Bedeutung besetzt. Wenn ein Gleichgewicht zwischen Spannung und Entspannung im Verhältnis von 50:50 zustande kommt, dann liegen ideale Bedingungen vor. Erst wenn die Spannung überstark wird, ein erträgliches Maß überschreitet und die Entlastungs- und Erholungspausen zu kurz kommen, dann entsteht ein Mißverhältnis, d.h. eine Überspannung. Wenn aus der Spannung Überspannung wird, dann wird diese als Überstreß bezeichnet.

Überstreß zeigt sich in Hab-acht-Signalen

Überstreß äußert sich zunächst in Form von Hab-acht-Signalen. Mittelfristig verstärken sich körperliche und seelische Fehlregulationen und langfristig kann Überstreß im Schlaganfall oder Herzinfarkt enden (vgl. Abb. 6, S. 52 f).

Typ A und Typ B

Es stellt sich die Frage, ob es bestimmte Verhaltensweisen gibt, die bei herzgefährdeten Menschen besonders häufig zu Überstreß führen. Dieser Frage sind die amerikanischen Herzforscher Rosenman und Friedman (Rowohlt, 1975) in dem Buch «Der A-Typ und der B-Typ» nachgegangen. Sie entdeckten bestimmte Verhaltensmuster, die das Auftreten eines Herzinfarktes tatsächlich begünstigten. Sie faßten die gefundenen Verhaltensmerkmale als herzgefährdendes Typ-A-Verhalten zusammen.

> **Wer sich oft über andere ärgert, wer stets Angst hat, daß andere besser sein könnten, wer alles perfekt machen muß, wer oft ungeduldig und nervös ist, wer anderen dauernd ins Wort fällt und wer nicht «nein» sagen kann, der ist ein A-Typ. Menschen mit Typ-A-Verhalten sind stark herzinfarktgefährdet.**

Entscheidend ist, daß die herzgefährdenden Einstellungen und Verhaltensweisen oft und in großer Intensität auftreten und mit negativen Gefühlen einhergehen. Während bei manchen Menschen dieses Verhalten nach außen hin sichtbar wird (z. B. in hektischem Verhalten), spielen sich bei anderen diese Prozesse eher innerlich ab (z. B. in Form von in sich hineingefressenen oder ärgerlichen Gedanken). Den positiven Gegenpol zum Verhaltenstyp A stellt der Verhaltenstyp B dar. Er zeichnet sich durch ausgeglichene, überlegte und gelassene Aktionen und Reaktionen aus.

Das grobe Raster von A-Typ oder B-Typ hat sich für die Herzinfarktvoraussage als zu wenig aussagefähig erwiesen. Dies bedeutet nicht, daß die damals unter dem Typ-A-Verhalten zusammengefaßten Risikoverhaltensweisen und Risikoeinstellungen heute keine Gültigkeit mehr hätten, sondern vielmehr, daß die Bedingungen, die im einzelnen Fall zur Herzerkrankung führen, sehr komplex und individuell verschieden sind. Es geht nicht mehr um eine Pauschaleinteilung, sondern darum, bei jedem Menschen individuelle Risikoindikatoren in seinem Verhalten, seinen Einstellungen und auch seiner Lebensgeschichte zu erkennen, die eine herzschädigende Wirkung haben können bzw. rückwirkend betrachtet gehabt haben.

Der Überstreß

Streß ist also nur individuell verstehbar und veränderbar. Was für den einen Menschen als belastend empfunden wird, wird von anderen als anregend und positiv erlebt. Da der Begriff «Streß» sowohl für normale Anstrengungen als auch für Überbelastung steht, lassen sich mit diesem Begriff positive Anspannungen und negative Überspannung nicht mehr unterscheiden. Deshalb benutzen die Autoren zur Bezeichnung von Spannung den Begriff Streß und zur Bezeichnung von Überspannung den Begriff «Überstreß». Überstreß zeigt sich in überzogenen, individuell belastenden Verhaltensweisen und Einstellungen. In welchen Bereichen Überstreß bei Ihnen vorliegt, können Sie an Hand der folgenden Überstreßliste feststellen.

Fragebogen

Überstreßliste	selten	häufig
▶ Ich stehe unter Zeitdruck.	☐ 1	☐ 2
▶ Ich bin schnell ungeduldig.	☐ 1	☐ 2
▶ Wenn ich mir etwas vorgenommen habe, muß ich es unbedingt schaffen.	☐ 1	☐ 2
▶ Ich muß besser sein als meine Mitmenschen.	☐ 1	☐ 2
▶ Über meine Mitmenschen ärgere ich mich.	☐ 0	☐ 2
▶ Ich mache mir Sorgen.	☐ 1	☐ 2
▶ Unangenehme Themen schiebe ich auf die lange Bank.	☐ 1	☐ 2
▶ Ich bin nervös und gereizt.	☐ 1	☐ 2
▶ Ich kann schwer abschalten.	☐ 1	☐ 2
▶ Es wächst mir alles über den Kopf.	☐ 1	☐ 2
▶ Ich kann schwer «nein» sagen.	☐ 1	☐ 2
▶ Familiäre Probleme belasten mich.	☐ 1	☐ 2
▶ Ich mache mir Sorgen um meine Zukunft.	☐ 0	☐ 2
▶ Ich darf kein Schwäche zeigen.	☐ 1	☐ 2
▶ Ich bin mit meiner Arbeit unzufrieden.	☐ 0	☐ 2
▶ Ich muß immer etwas zu tun haben.	☐ 0	☐ 2
▶ Ich kann Arbeit nicht delegieren.	☐ 1	☐ 2
▶ Ungerechtfertigte Kritik macht mir schwer zu schaffen.	☐ 1	☐ 2
▶ Beim Autofahren ärgere ich mich.	☐ 0	☐ 2

Auswertung

Zur Auswertung des Fragebogens brauchen Sie nur die hinter den angekreuzten Feldern aufgeführten Punkte zusammen zu zählen. So erhalten Sie Ihren «Überstreßwert».

Bewertung

0–10 Punkte
Überstreßsituationen kommen relativ selten bei Ihnen vor. Sie können gut damit umgehen. Sie haben zufriedenstellende Arrangements mit sich und Ihren Mitmenschen getroffen. Sie stellen sich flexibel auf neue Anforderungen ein und schaffen sich ausreichend Entspannungspausen.

11–20 Punkte
Sie sind überstreßgefährdet. Die Überstreßphasen treten gehäuft auf. Sie haben einige Sorgen und Probleme, die Sie belasten. Die Entspannung kommt manchmal zu kurz. Versuchen Sie, Arrangements mit sich und Ihren Mitmenschen zu treffen und der Entspannung mehr Raum zu geben.

21–30 Punkte
Überstreß führt bei Ihnen zu gesundheitlichen Beeinträchtigungen. Ihr Herz ist gefährdet. Das Erlernen eines Entspannungstrainings ist dringend erforderlich. Zur Bewältigung von Überstreß ist es notwendig, den jeweiligen Ursachen nachzugehen und Änderungen einzuleiten. Gute Anleitungen enthält das Buch von Juli/Schulz (s. S. 185).

31 und mehr Punkte
Sie leben in ständigem Überstreß. Ihr Organismus befindet sich in einer ständigen Alarmsituation. Ihr Herz ist stark gefährdet. In vielen Lebensbereichen liegen Belastungen und Konflikte vor, so daß Veränderungsmaßnahmen dringend erforderlich sind. Psychotherapeutische Unterstützung wäre für Sie sehr hilfreich, um Ansatzpunkte zur Überstreßbewältigung zu finden. Beginnen Sie sofort damit, Entspannungsverfahren zu erlernen.

Wenn Sie die Bereiche verändern wollen, in denen bei Ihnen Überstreß herrscht, stehen Ihnen dafür zwei Möglichkeiten zur Verfügung. Kurzfristig können Sie mit Hilfe von Entspannungsübungen vor, während oder nach einer belastenden Situation eine

Entspannung bringt erste Entlastung

Entlastung erzielen. Viele Menschen haben außerdem eigene Strategien entwickelt, mit denen sie sich in einer Situation helfen können. Dazu gehören positive Selbsteinreden wie z. B. «Halte durch» oder «Das schaffst du schon» oder «Bleib jetzt ruhig», die dabei helfen, die Erregung vorübergehend zu drosseln. Andere versuchen, belastenden Situationen aus dem Weg zu gehen, indem sie z. B. mit öffentlichen Verkehrsmitteln zur Arbeit fahren, um nicht in einen Verkehrs- oder Emotionsstau zu geraten.

Wer allerdings eine Konfrontation mit emotional belastenden Problemen und Konflikten umgeht, fühlt sich zwar kurzfristig erleichtert, langfristig gesehen bleiben die Probleme aber ungelöst. Die Auswirkungen zeigen sich unter anderem in Schlafstörungen, in innerer Unruhe und Reizbarkeit.

Langfristig Ursachen von Überstreß ändern

Eine langfristige Überstreßbewältigung setzt an den eigentlichen Ursachen an und erfordert von Ihnen, daß Sie sich Zeit dafür nehmen und in Ruhe Änderungsmöglichkeiten ausloten. Im folgenden finden Sie Änderungsansätze für verschiedene Lebensbereiche.

Zeitmanagement

Haben Sie den Eindruck, daß Sie von Staus angezogen werden oder die Ampel stets auf «Rot» schaltet, wenn Sie auf sie zufahren? Geraten Sie meist in die langsamste Warteschlange im Supermarkt? Oder stören Sie bereits die Ladezeiten des Computers, die Sie zu einer unfreiwilligen Pause zwingen? Nehmen Sie Ihre Mahlzeiten stets unter Zeitdruck ein? Unterbrechen Sie Ihre Mitmenschen oft im Gespräch?

Wenn Sie sich in diesen Beschreibungen wiederfinden, dann setzen Sie sich selbst massiv unter Zeitdruck. Auch wenn es sich auf den ersten Blick um Anlässe handelt, die von außen vorgegeben sind und unbeeinflußbar erscheinen, so liegen die Ursachen doch bei Ihnen selbst. Es sind vor allen Dingen die unpassende Zeitplanung und die negative Bewertung von unfreiwilligen Wartezeiten, die den Überstreß auslösen. Als mittelfristige Folge des Überstreß treten Hab-acht-Signale auf. Werden diese über einen längeren Zeitraum hinweg übergangen, versucht sich der Körper selbst zu helfen, indem er versucht, sich mit einer Erkrankung aus der Affäre zu ziehen. Mit der Erkrankung werden Betroffene zum Innehalten und Einlegen einer Zwangspause gezwungen, in der sich die Chance bietet, neue Kräfte zu schöpfen und Veränderungen vorzunehmen.

Haben Sie schon einmal darüber nachgedacht, ob es sich bei Ihrer Herzerkrankung auch um eine «Auszeit» handeln könnte, die sich der Körper genommen hat? Bei genauerem Nachdenken werden Sie vielleicht auch zu diesem Schluß kommen.

Krankheiten sind Auszeiten des Körpers mit dem Ziel der Regenerierung

Es ist also höchste Zeit, vorbeugend Veränderungen vorzunehmen. Doch wie beseitigen Sie den Zeitdruck? Wie werden Sie zum Zeitkünstler, der mit seiner Zeit achtsam umgeht, so daß kein Überstreß entsteht? Folgende Hinweise und Vorgehensweisen helfen Ihnen bei der richtigen Zeitplanung:

Werden Sie ein Zeitkünstler

➤ Machen Sie sich für Zeiten, in denen viele Aufgaben und Termine anliegen, einen Zeitplan. Planen Sie für jede Tätigkeit genügend Zeit ein und versuchen Sie, sich an Ihren Zeitplan zu halten.
➤ Schieben Sie unangenehme Gespräche oder Aufgaben nicht auf die lange Bank, sondern erledigen Sie diese sofort oder zu einem festgesetzten Zeitpunkt in naher Zukunft.
➤ Berücksichtigen Sie bei der Terminplanung Pufferzeiten für mögliche Störungen oder Verzögerungen. Versuchen Sie, eine gelassene Einstellung gegenüber Wartezeiten zu bekommen.

Nutzen Sie Wartezeiten vor allen Dingen zum Regenerieren und Entspannen, z. B. indem Sie nachdenken, träumen oder Entspannungsübungen durchführen. Lassen Sie auf dem Weg von der Arbeit nach Hause noch einmal den Tagesablauf Revue passieren. Unerledigte Dinge planen Sie in den nächsten Tagesablauf ein. Wenn Sie zu Hause sind, gelingt es Ihnen so leichter abzuschalten.

Wartezeiten zum Entspannen nutzen

➤ Lassen Sie sich in der Freizeit genügend Raum für unverplante Zeiten. Wer auch die Freizeit mit Terminen füllt, setzt den Überstreß wahrscheinlich fort. Legen Sie ab und zu einen Wellness-

In der Freizeit frei sein

Tag ein, an dem Sie sich nur dem eigenen Wohlergehen und dem Ihrer Familie widmen. Das gelingt Ihnen, wenn Sie Ihre Einstellung ändern, jede Zeit bis ins letzte ausnutzen und verplanen zu müssen. Vielleicht fällt es Ihnen am Anfang schwer, nichts Zeitfüllendes zu tun. Lassen Sie sich genügend Zeit dabei, Entspannung und Ruhe genießen zu lernen.

Genießen Sie den heutigen Tag

Viele Menschen machen den Fehler, daß sie während einer Beschäftigung bereits Pläne für die Zukunft machen. Damit lenken sie sich von der augenblicklichen Arbeit ab und werden unkonzentriert. Wer nur auf die Ziele schaut, die er erreichen will, bringt im Hier und Jetzt nichts Rechtes zustande und beachtet nicht den Weg dorthin. Er lebt nur für die Zukunft und nicht in der Gegenwart.

Lernen Sie wieder, im Fluß der Zeit zu leben, sie zu erleben. Betrachten Sie die Hektik und das Rennen Ihrer Mitmenschen von einer höheren Warte aus. In der französischen Sprache wird deutlich, wie eng Glück und Zufriedenheit von der persönlichen Einstellung zur Zeit abhängen: «À la bonne heure!» heißt wörtlich übersetzt «Auf eine glückliche Stunde» oder «Glücklich ist, wer sich viel Zeit für sich nimmt».

Leistungsverhalten und Selbstwert

Leistung und Selbstwertgefühl sind miteinander gekoppelt

«Das war eine gute Leistung! Alle Achtung!» Anerkennung und Lob erfüllen jeden Menschen mit Stolz und Zufriedenheit, heben Selbstwertgefühl und Selbstvertrauen. Der Anerkennung vorausgegangen sind zumeist besondere Anstrengungen und das Bestreben, etwas besonders gut zu machen. Leistung und Anerkennung sind im Arbeitsleben eng verknüpft und wirken sich positiv auf das Selbstwertgefühl und die Zufriedenheit mit der Arbeit aus. Wenn die Anerkennung ausbleibt, ist die Enttäuschung sehr groß. Übermäßiger Arbeitseinsatz und Enttäuschung wirken sich dann negativ auf das Wohlergehen eines Menschen aus und können langfristig mit gesundheitlichen Schäden einhergehen. Überzogenes Leistungsbewußtsein ist ein Risikofaktor bei vielen Herzinfarktpatienten. Manche von ihnen begründen ihr Selbstwertgefühl ausschließlich auf den erbrachten Leistungen in ihrem Beruf sowie in ihrem Privatleben. Oft wird die Verantwortung für das Überengagement anderen Personen oder Sachzwängen zugeschoben: «Das fordert der Betrieb von mir» oder «Das erwartet man von mir» sind Redewendungen, die Sie sicherlich aus eigener Erfahrung kennen. Es stimmt ja auch, daß jeder Beruf bestimmte Leistungen fordert und Anforderungen mit sich bringt.

Es geht hier jedoch um Ihre eigenen überzogenen Anteile in Ihrem Verhalten, in Ihrem überhöhten Ehrgeiz und in Ihrem überzogenen Streben nach Wertschätzung. Wer z. B. häufig Überstunden macht, oft zwei Dinge gleichzeitig tut oder auch in der Freizeit Höchstleistungen von sich fordert, tut dies mit überzogenem Leistungsverhalten. Diese Verhaltensweisen und Einstellungen wirken sich in jedem Fall gesundheitsschädigend aus. Sie führen, da die Leistung immer wieder unter Beweis gestellt werden muß, zur ständigen Überforderung der körperlichen und seelischen Kräfte und langfristig zur Herzerkrankung. Ihr Herzinfarkt ist ein Beleg dafür. Nach dem Herzinfarkt fallen stark leistungsbetonte Menschen in ein tiefes Loch. Sie fühlen sich plötzlich wertlos. Sie wollen möglichst schnell gesund werden und im Arbeitsprozeß wieder mitmischen. Sie werden ungeduldig, da der Gesundungsprozeß nach ihrem Gefühl zu langsam vorangeht. Dazu kommen Gedanken und Befürchtungen wie «Was bin ich jetzt noch wert?» oder «Kann ich überhaupt wieder so leistungsfähig werden wie vor dem Herzinfarkt? Wenn nicht, hat ja alles keinen Sinn!». Wer in solch extremen Kategorien denkt und Schwarz-Weiß-Malerei betreibt, bringt sich in eine scheinbar ausweglose Situation.

Überhöhter Ehrgeiz macht krank

Welche Möglichkeiten haben Sie, um diese überzogenen Anteile in Ihrem Leistungsdenken zu verändern? Zunächst ist das Selbstwertgefühl eines Menschen von seiner Leistungsorientierung abhängig. In Ihrem Leistungsdenken können Sie erste Ansatzpunkte zur Veränderung finden:

Es geht nicht darum, Leistungsverhalten generell zu verurteilen. Es geht darum, das übersteigerte, oft krankhafte Leistungsdenken zu verändern, überzogene Einstellungen zu korrigieren und herzgesunde Leistungsorientierung aufzubauen.

Überzogenes Leistungsdenken	Herzgesundes Leistungsdenken
Ich muß alles 100%ig (150%ig) machen. →	Ich brauche nicht alles perfekt zu machen.
Leistung im Beruf ist für mich das Wichtigste im Leben. →	Es gibt Bereiche im Leben, die wichtiger sind als Leistung.
Ich werde von anderen nur anerkannt, wenn ich etwas leiste. →	Der vertrauensvolle, mitmenschliche Umgang mit anderen bringt Anerkennung.
Krankheit ist ein Zustand der Leistungsunfähigkeit und Minderwertigkeit. →	Krankheiten zeigen mir, daß etwas mit mir nicht stimmt. Um wieder gesund zu werden, muß ich die Ursachen ergründen und verändern.
Ich muß immer etwas zu tun haben, sonst bin ich nicht zufrieden. →	Ich nehme mir ab und zu Zeit zum Träumen und Entspannen.

Delegationsprinzip

Im beruflichen Bereich zeigt sich eine sinnvolle Leistungsorientierung darin, daß man sich und anderen auch Fehler zugestehen kann, daß man nicht immer alles selbst macht, sondern auch anderen zutraut, etwas zustande zu bringen. Bestimmte Arbeiten abgeben können, im Team miteinander arbeiten, die individuellen Fähigkeiten eines jeden Mitarbeiters achten und nutzen, das ist das Prinzip des «Management by delegation» (Delegationsprinzip). Das Selbst-

Teamarbeit fördert Mitmenschlichkeit und Produktivität

wertgefühl eines Menschen wird entscheidend davon beeinflußt, wie er selbst und seine Mitmenschen seine positiven Eigenschaften einschätzen (vgl. Trappe, 1994). Im folgenden Arbeitsblatt können Sie ergründen, wie Sie sich selbst einschätzen bzw. meinen, von anderen eingeschätzt zu werden. Es handelt sich um Merkmale, die Sie nicht unter dem Leistungsgesichtspunkt betrachten sollten.

> **Arbeitsblatt**
>
> **Was schätze ich an mir?**
> 1. Was schätze ich besonders an meiner Person?
> 2. Welche Eigenschaften / Verhaltensweisen schätzen Mitmenschen an mir? (Eltern, Lebenspartner, Kinder, Freunde und Bekannte, Arbeitskollegen)
> 3. Wie gehe ich selbst mit mir und meinen positiven Eigenschaften um? Halte ich meine positiven Eigenschaften oft zurück?
> 4. Welche positiven Eigenschaften habe ich, die mit dem «Herzen» zu tun haben? (z. B. Herzenswärme im Gefühlsbereich oder Herzlichkeit im mitmenschlichen Verhalten usw.)

Mit Hilfe der Fragen können Sie feststellen, daß Ihre Zufriedenheit und Ihr Selbstwertgefühl nicht nur von Leistung und Erfolg geprägt werden, sondern sowohl im Arbeitsleben als auch im privaten Bereich andere Eigenschaften und Fähigkeiten bedeutsam sind. Partnerschaftliches Verhalten, Hilfsbereitschaft, intensive Beziehungen und die Auseinandersetzung mit den eigenen Gefühlen und Einstellungen ermöglichen Ihnen den Zugang zu einem neuen herzgesunden Selbstwertgefühl.

Umgang mit Ärger

Gehören Sie zu den Menschen, die sich häufig ärgern? Wenn ja, welche Anlässe lassen bei Ihnen den Adrenalinspiegel ansteigen? Ist es das Verhalten Ihrer Mitmenschen, das Sie z. B. bei der Arbeit, beim Autofahren oder in Ihrer Freizeit stört? Oder ärgern Sie sich über sich selbst, wenn Ihnen etwas nicht auf Anhieb gelingt? Ärger ist ein Bestandteil täglichen Lebens, mit dem sich jeder auseinandersetzen muß. Jeder Mensch geht jedoch unterschiedlich mit Ärger um. Die einen schlucken ihn, weil sie negative Folgen ihrer Ärgeräußerung befürchten. Da ist vor allem die Angst, abgelehnt zu werden, wenn sie den Ärger offen äußern. Oder es besteht die Angst, die Selbstbeherrschung und die Kontrolle über das eigene Verhalten zu verlieren. Die Ängste sind unbegründet, wenn Sie die Regeln zur effektiven Gesprächsführung auf den Seiten 87–90 beachten. Wer seinen Ärger ständig zurückhält, erleidet mittelfristig gesundheitlich negative Folgen in Form von Verspannungen, Magenbeschwerden, Bluthochdruck usw.

Andere Menschen lassen ihrem Ärger freien Lauf. Sie machen sich Luft, klagen an und verletzen ihre Mitmenschen durch unbedachte, aggressive Worte. Dieses unkontrollierte Äußern von Ärgergefühlen bringt aber ebenfalls keine Entlastung für den Betroffenen. Die Auswirkungen bei den Mitmenschen sind vorhersehbar: Betroffenheit, Verletztsein oder ein ebenso heftiger Gegenangriff können einen anfangs überschaubaren Konflikt zum unkontrollierbaren Streit ausarten lassen.

Ein Taxifahrer regt sich tagtäglich über die «bescheuerten» Autofahrer auf. Die «Sonntagsfahrer» behindern ihn, schneiden ihn beim Überholen, fahren an der Ampel nur verzögert an oder beherrschen noch nicht einmal die Regeln des Straßenverkehrs. Wenn ihn dann noch ein Fahrgast zu einem schnelleren Fahrtempo drängt, wird er immer gereizter und aggressiver. Manchen Tag sitzt er so angespannt am Steuer, daß er nachts vor Rückenschmerzen keinen Schlaf findet.

Was kann nun der Taxifahrer tun, um mit seinem Ärger anders umzugehen? Auslöser seines Ärgers sind die anderen Verkehrsteilnehmer. Da der Taxifahrer jedoch die anderen Autofahrer nicht dazu bringen kann, ihr Verhalten zu ändern, nützt es ihm kaum, mit ihnen zu schimpfen, sie anzublinken oder ihnen durch Hupen zu verstehen zu geben, etwas falsch gemacht zu haben. Im Gegenteil, er regt sich noch mehr auf und verursacht bei anderen Trotzreaktionen. Also kann er nur versuchen, bei sich selbst anzusetzen, seine Einstellungen und sein Verhalten zu überprüfen und zu verändern. Eine herzgesunde Einstellung beim Autofahren lautet: «Ich fahre im Straßenverkehr umsichtig, fair, zügig und vorausschauend. Gefahrensituationen kann ich so rechtzeitig erkennen. Staus und Verkehrsbehinderungen durch andere Autofahrer gehören zum Alltag im Straßenverkehr, ich kann sie nicht verhindern. Ich kann mich jedoch souverän darauf einstellen.»

Statt sich in Ärger hineinzusteigern, könnte er anderen Autofahrern mit Nachsicht begegnen und versuchen, deren achtloses Fahren zu erklären: «Vielleicht hatten sie Ärger mit ihrem Chef oder vielleicht haben sie einen dringenden Termin beim Arzt oder vielleicht haben sie mich erst sehr spät gesehen?» Mit Hilfe solcher rationaler Erklärungen und Einfühlsamkeit kommt der Taxifahrer in die Lage, seine Erregung und Anspannung abzubauen und seine Konzentration auf Mitmenschlichkeit und auf die Abläufe im Straßenverkehr zu lenken.

Einfühlsamkeit baut Ärger ab

> Ärger weist darauf hin, daß jemand mit einer Situation oder dem Verhalten von Mitmenschen nicht zufrieden ist. Ärger ist ein Impuls zur Veränderung. Ärger beginnt mit «Ä» wie ändern. Wenn man andere Menschen oder die Situation nicht verändern kann, ist es sinnvoll, seine eigenen Einstellungen und Verhaltensweisen zu überdenken.

Welche Verhaltensweisen und Einstellungen sich im Umgang mit Ärger langfristig als günstig und herzgesund erweisen, sollen Sie im folgenden erfahren:

Regeln für einen konstruktiven Umgang mit Ärger
▸ Ärger muß nicht verletzend oder negativ sein, sondern kann ein Impuls zur aktiven Auseinandersetzung mit einer anderen Person oder einer Situation sein.

Ärger frühzeitig erkennen

- Es ist wichtig, Ärgergefühle frühzeitig zu erkennen und zu äußern, damit die Erregung nicht ausufert.
- Stellen Sie die Ursachen Ihres Ärgers fest und ergründen Sie, was Sie so getroffen, aufgeregt oder verletzt hat. Sprechen Sie darüber.
- Äußern Sie Ihre Ärgergefühle oder Kritik in angemessener Form (s. Gesprächsregeln, S. 87).

Manche Menschen raten ihren Mitmenschen dazu, erst einmal über eine Sache zu schlafen. Der Effekt ist, daß sich ein Großteil der Erregung über Nacht abbaut und manche Dinge am nächsten Tag in einem anderen Licht erscheinen.

So verarbeiten Sie Konflikte

«Du kannst nicht verhindern, daß die Vögel der Besorgnis über deinen Kopf fliegen. Aber du kannst verhindern, daß sie sich in deinem Kopf ein Nest bauen» – so besagt es ein chinesisches Sprichwort. Sorgen, Probleme und Konflikte sind Bestandteile des Lebens. Jeder Mensch muß sich mit ihnen auseinandersetzen, sei es im Beruf, in der Familie oder in der Freizeit. Sie können bedrücken, «auf der Seele lasten», das Denken und Fühlen eines Menschen beeinflussen und ans Herz gehen, insbesondere dann, wenn Sorgen und Konflikte verdrängt werden und sich im Kopf einnisten.

So erging es einer Krankenschwester, die sich durch die tägliche Arbeit im Krankenhaus und die Pflege ihrer kranken Mutter stark überfordert fühlte. Die Mutter bedrängte sie ständig, ihre Arbeit aufzugeben, um mehr Zeit für sie zu haben. Sie würde nur noch ein paar Jahre leben und wolle diese Zeit mit ihrer Tochter verbringen, das Finanzielle wäre kein Problem. Die Krankenschwester wurde immer gereizter und aggressiver, je mehr Zeit sie mit ihrer Mutter verbrachte. Mit ihren Freunden konnte sie sich aus Zeitmangel kaum noch treffen. Sie ging stets mit einem schlechten Gewissen zur Arbeit und war dort sehr unkonzentriert. Sie vergaß, manche

Aufgaben zu erledigen, und reagierte mitunter gereizt auf wiederholte Bitten von Patienten. Außerdem spürte sie starke Engegefühle, Herzstiche und hatte einen Angina-pectoris-Anfall. Eine Veränderung war dringend notwendig, wollte sie ihre Gesundheit nicht noch weiter gefährden. Sie dachte oft darüber nach, wie sie ihr Problem lösen könne, es fiel ihr jedoch schwer, eine passende Entscheidung zu treffen.

Wer nur über Konflikte nachdenkt, hat Schwierigkeiten, sie zu lösen, da sich die Gedanken im Kreis drehen und eine Lösung nicht erkennen lassen. Um einen Konflikt zu bearbeiten, ist es hilfreich, sich schriftlich einen Überblick über verschiedene Entscheidungsmöglichkeiten zu verschaffen. Bei der Krankenschwester sieht die Liste der Entscheidungsmöglichkeiten folgendermaßen aus:

Eine Pro-contra-Liste verschafft einen Überblick

	Den Beruf beibehalten	**Nur die Mutter pflegen**
Pro	Freude am Beruf Kontakt mit anderen Menschen Selbstbestätigung	kurze verbleibende Lebenszeit der Mutter
Contra	Doppelbelastung durch Beruf und Mutter kein persönlicher Freiraum	kein persönlicher Freiraum Gefühle der Einengung Schwierigkeiten beim Wiedereinstieg in den Beruf

Argumente, die für oder gegen eine Lösung sprechen, können Sie in Ruhe abwägen. Beim Aufschreiben der Argumente wird oft schon deutlich, welchen Stellenwert einzelne Argumente haben. Markiert man die bedeutsamen Aussagen farbig, so fallen sie auf den ersten Blick besser auf. Das Abwägen von einzelnen Argumenten findet auf einer eher rationalen Ebene statt, verschafft jedoch einen guten Überblick und läßt erste Ansätze für eine bestimmte Entscheidung erkennen.

Weitere Entscheidungshilfen bei der Bearbeitung von Konflikten erhalten Sie, wenn Sie sich mit Freunden, guten Kollegen oder Ihrem Lebenspartner über Ihren Konflikt unterhalten. Die Krankenschwester stellt z. B. im Gespräch mit einer Kollegin fest, daß ihr der Beruf und persönliche Freiräume sehr wichtig sind. Mit der Kollegin denkt sie über Entlastungsmöglichkeiten bei der Pflege der Mutter nach. Die Einschaltung eines täglichen Pflegedienstes trägt bereits einen großen Teil zur Entlastung bei. Weitere Unterstützung erhält sie von Freunden und Bekannten ihrer Mutter, die sie um Mithilfe bittet. Obwohl die Mutter nur unter großem Protest diese Hilfen in Anspruch nimmt, arrangiert sie sich mit dieser Lösung. Das Verhältnis von Tochter und Mutter verbessert sich zusehends.

Entscheidungen treffen

Gespräche mit Bekannten, Freunden oder dem Lebenspartner stellen eine wichtige Hilfe dar, Entscheidungen zu treffen und Problemlösungen bzw. Kompromisse zu finden. Oft ist es hilfreich, die Sorgen und Ängste mit dem Lebenspartner zu besprechen, in anderen Fällen eignen sich ehcr außenstehende Personen, die eingefahrenen Denkmuster aufzulösen und neue Wege der Problemlösung vermitteln zu können.

> In Gesprächen geht es vor allem darum, Gedanken und Gefühle aussprechen zu können und weniger darum, Ratschläge zu bekommen. Wenn Sie Probleme formulieren, Gefühle konkret benennen, entstehen oft schon neue Bewertungen. Wählen Sie einen Gesprächspartner aus, dem Sie vertrauen können und der gut zuhören kann.

Die folgenden Regeln zur Gesprächsführung helfen Ihnen dabei, Probleme auf den Punkt zu bringen, Mißverständnisse zu vermeiden, ein Gespräch einfühlsam zu führen und das gegenseitige Verständnis zu verbessern.

Regeln zur effektiven Gesprächsführung
- Sagen Sie «Ich» statt «Man»
  Vertreten Sie sich selbst und Ihr Anliegen. Verstecken Sie sich nicht hinter Allgemeinplätzen. Übernehmen Sie die persönliche Verantwortung für das, was Sie sagen.
- Über angenehme, wohltuende Gefühle sprechen
  Sprechen Sie über Ihre positiven Gefühle und über das, was Ihnen wichtig ist und am Herzen liegt. Öffnen Sie Ihr Herz.
- Über unangenehme Gefühle sprechen
  Sprechen Sie über Ihre Ängste, Befürchtungen und Sorgen. So finden Sie leichter Zugang zur Verarbeitung Ihrer Probleme und Konflikte.
- Beruhigen – statt erregen
  Wenn Angst oder emotionale Erregung bei Ihrem Gesprächspartner eine Rolle spielen, versuchen Sie ihn zu beruhigen. Positive Anteilnahme und beruhigende Worte können sehr helfen.
- Mißverständnisse klären
  Wenn Sie sich falsch verstanden fühlen, klären Sie Mißverständnisse sofort, da sie ansonsten ein offenes Gespräch behindern.
- Zuhören – statt unterbrechen
  Hören Sie Ihrem Gesprächspartner zu. Er braucht genügend Zeit, um seine Sorgen, Konflikte und Ängste auszudrücken.
- Begleiten – statt Patentrezepte geben
  Ratschläge können immer nur für die eigene Situation zutreffen. Ratschläge bewirken oft, daß der Gesprächspartner Einwände und Vorbehalte äußert. Jeder muß für sich selbst den richtigen und passenden Weg finden. Begleiten Sie Ihren Gesprächspartner und zeigen Sie Anteilnahme an seinem Problem. Falls Informationen oder fachliche Hilfe erforderlich ist, weisen Sie auf Literatur bzw. Adressen von Psychotherapeuten oder Beratungsstellen hin.

So können Sie irrationale Gedanken überprüfen

Haben Sie den Anspruch, nach dem Herzinfarkt wieder ganz einsatzfähig zu sein? Haben Sie Angst, sonst Ihren Arbeitsplatz zu verlieren? Sind Sie der Meinung, daß sowohl Überstunden als auch ein außerordentlicher Arbeitseinsatz notwendig sind? Meinen Sie, der Familie den gleichen Lebensstandard bieten zu müssen wie vor dem Herzinfarkt? Erlauben Sie sich nicht «nein» zu sagen, wenn Sie von Kollegen oder Freunden um belanglose Gefälligkeiten gebeten werden?

Wenn einige dieser Gedanken und Einstellungen auf Sie zutreffen und Sie meinen, daß sie für Ihr Leben nach der Erkrankung notwendig sind, dann sollten Sie darüber nachdenken, wie sie sich auf Ihre Herzgesundheit auswirken. Solche Gedanken entbehren bei näherem Hinsehen oft einer rationalen Grundlage. Irrationale Gedankengänge können Sie mit den folgenden Schritten überprüfen.

> 1. Schritt: Formulieren Sie das Problem. Beschreiben Sie Ihre Gedanken und Gefühle, die dabei auftauchen. Beantworten Sie dann folgende Fragen:
> 2. Schritt: Beruht mein Denken auf unumstößlichen Tatsachen?
> 3. Schritt: Hilft mir mein augenblickliches Denken, mein Leben und meine Gesundheit zu erhalten?
> 4. Schritt: Hilft mir mein Denken, meine selbst gestellten Ziele zu erreichen? Sind meine Ziele realistisch?
> 5. Schritt: Hilft mir mein Denken, mich so zu fühlen, wie ich möchte? Wenn nicht, was kann ich verändern, damit ich herzgesund leben kann?

Am Beispiel eines Abteilungsleiters nach einem Herzinfarkt wollen wir diese Schritte verdeutlichen.

Gedanken auf Stichhaltigkeit überprüfen

Im ersten Schritt formuliert er seine belastenden Gedanken: «Ich muß nach dem Herzinfarkt wieder vollen Einsatz bringen, damit ich nicht meinen Arbeitsplatz verliere. Außerdem muß ich die lukrativen Nebentätigkeiten wieder aufnehmen, um den bisherigen Lebensstandard halten zu können. Meine Familie erwartet das von mir.»

Im zweiten Schritt fragt sich der Abteilungsleiter, ob sein Denken auf Tatsachen beruht. Er stellt fest, daß ihm einige irrationale Gedanken unterlaufen sind. Wenn er mit «vollen Einsatz bringen» seine Arbeit meint, müßte er einschließlich der Nebentätigkeiten von 120–140prozentigem Arbeitseinsatz sprechen. Diesen zusätzlichen Mehraufwand berücksichtigt er nicht. Würde er auf den Mehraufwand verzichten, könnte er folglich 20 bis 40 Prozent an Zeit und Energie einsparen.

In einem Gespräch mit seiner Familie erfährt er, daß seine Familienangehörigen auf manche Annehmlichkeiten zugunsten seiner Gesundheit gern verzichten würden. «Ich bin froh, daß ich dich überhaupt habe!» sagt die Ehefrau. «Unser Zusammensein ist so wichtig für mich, das Geld ist so unwichtig.» Zudem hat er erkannt, daß er einen Großteil des Überstreß mit Hilfe von verändertem Denken abbauen kann. Seine Entspannungsübungen kann er bereits erfolgreich einsetzen und er hat nun jederzeit die Möglichkeit, mit seinen Übungen gezielte Entspannungseffekte selbst herbeizuführen und zu seiner Herzgesundung selbstverantwortlich beizutragen.

Im dritten Schritt überlegt er: Hilft mir mein augenblickliches Denken, mein Leben und meine Gesundheit zu erhalten? Diese Frage muß er für die Vergangenheit mit «nein» beantworten. Da er den Zusammenhang zwischen Angst-Enge-Gefühlen und der Verengung von Herzkranzgefäßen und Koronararterien kennt, weiß er, daß seine Gesundheit und sein Herz durch unbegründetes und irrationales Denken gefährdet sind.

Im vierten Schritt überprüft er die Frage: Hilft mir mein Denken, meine selbstgesteckten Ziele zu erreichen? Ist mein Denken realistisch? Ein bisheriges Ziel des Abteilungsleiters lautete: «Einhundertprozentig fit zu sein und keine finanziellen Einbußen zu haben.» Mit diesem Ziel setzt er sich so stark unter Druck, daß er die Zielerreichung behindert. Denn starker Leistungsdruck beeinträchtigt das Arbeitsergebnis. Die Folgen sind Gereiztheit, Konzentrationsstörungen und Schlafstörungen. Die Antwort auf diese Frage lautet ebenfalls «nein».

Im fünften Schritt schließlich fragt er sich: Hilft mir mein Denken, mich so zu fühlen, wie ich es möchte? Allein die Vorstellung an den beruflichen Wiedereinstieg mit einhundertprozentigem Leistungseinsatz löst beim Abteilungsleiter Angst und Herzbeschwerden aus. Angst und Sorgen führen wiederum zu Engegefühlen und schädigen die Herzgesundheit. Die Antwort lautet «nein».

Im Beispiel des Abteilungsleiters wird deutlich, daß bereits im zweiten Schritt irrationale Gedanken aufgedeckt werden können. Die weiteren Schritte dienen dann lediglich zur Verdeutlichung.

Während sorgenvolle Gedankengänge sich oft im Kreis drehen und nicht weiterführen, geht die schriftliche Bearbeitung eines Problems mit einer konkreten Auseinandersetzung einher. Die Fragen sind so gestellt, daß die positive Antwortrichtung bereits gezeigt wird und notwendige Änderungsschritte deutlich werden.

Entspannung schafft Gelassenheit

Das Beispiel zeigt auch, wie bedeutsam Entspannungsübungen bei der Konfliktverarbeitung sind. In einem entspannten Zustand können Sie Konflikte und Probleme leichter bearbeiten, da die umfassende Entspannung eine gelöste und gelassene Lebenshaltung bewirkt, aus der heraus Sie manche Sorgen und Ängste anders wahrnehmen und lösen können. Damit Sie sich während einer Entspannungsübung ganz auf die Entspannung einlassen können, stellen Sie sich vor, daß Sie mit einem Ballon über Ihre Probleme hinausschweben und sie von oben betrachten. Mit jedem Meter lassen Sie eine Sorge oder belastende Gedanken hinter sich und schauen sich Ihre Welt von oben an.

Probleme aus dem Abstand betrachten Aus der Entfernung betrachtet erscheint manches Problem kleiner und verliert an Bedeutung. Manche Menschen machen bei Überstreß gute Erfahrungen damit, in der Vorstellung kurzzeitig aus der eigenen Rolle zu schlüpfen, quasi neben sich zu treten und ihr Tun aus der Perspektive eines Außenstehenden zu betrachten. Aus der veränderten Sichtweise schütteln Sie vielleicht den Kopf über Ihr hektisches Verhalten und können mit einem Schmunzeln lockerer an Ihren Platz zurückkehren. Wenn Konflikte und Sorgen Sie nachhaltig bedrücken, machen Sie nach der Arbeit als erstes einen Spaziergang. Lassen Sie mit jedem Schritt einen sorgenvollen Gedanken hinter sich. So bekommen Sie Abstand von Ihren Konflikten und können sich ihnen anschließend leichter stellen. Ihrer Kreativität bezüglich entlastender Maßnahmen sind keine Grenzen gesetzt. Kreativ können Sie selbst zu Ihrem herzgesunden Seelenleben beitragen.

So können Sie Krisen bewältigen

Viele Betroffene haben den Eindruck, daß der Herzinfarkt sie wie aus heiterem Himmel trifft. Sie können gar nicht fassen, daß es gerade sie getroffen hat. So benötigen sie die erste Zeit nach der Erkrankung dazu, sich mit der neuen Situation auseinanderzusetzen und sich zurechtzufinden.

Manche Betroffene reagieren mit Hilflosigkeit und Angst. Sie haben jegliche Orientierung verloren. Andere wollen die Erkrankung und deren Folgen gar nicht wahrhaben. Sie sind fassungslos. Die Wahrnehmung bzw. Ahnung der körperlichen Schwäche wirkt deprimierend und verunsichernd. Dazu kommen in der Akutphase Katastrophengedanken wie: «Jetzt ist alles aus. Ich bin am Ende.» Wenn die erste Zeit der akuten Lebensgefahr überstanden ist und die ersten körperlichen Kräfte wiederkommen, werden auch die seelischen Lebensgeister wach. Jetzt haben Betroffene Zeit, in Ruhe darüber nachzudenken, wie es weitergehen soll. Während der ersten Phase der Orientierungslosigkeit und auch später ist die fürsorgliche Begleitung seitens der Lebenspartner, der Familienangehörigen und Freunde besonders wichtig.

Der Herzinfarkt macht hilflos

Das Gefühl, von einem Mitmenschen aufgefangen zu werden, mit ihm über Ängste und Sorgen sprechen zu können, legt die Grundlage dafür, daß die Betroffenen sich nicht allein gelassen fühlen und erste Schritte Richtung Gesundung gehen können.

Anteilnahme und Zuwendung der Angehörigen

Werte verändern sich

In dieser Zeit großer Empfindsamkeit erleben viele die Anteilnahme und Zuwendung ihrer Angehörigen als neue Herzlichkeit. Standen vor dem Infarkt Leistungsfähigkeit und Selbstwert an erster Stelle, so rücken nun andere Inhalte wie z. B. das Zusammensein mit lieben Mitmenschen an deren Platz. Auch die eigene Gesundheit gewinnt an Stellenwert. Früher waren Gesundheit und Leistungsfähigkeit selbstverständlich. Darum brauchte man sich nicht zu kümmern. Nun stehen die Wiedererlangung und Erhaltung der Gesundheit im Vordergrund.

Was tun Menschen, die sich in einer Krise befinden, um sich aus der schwierigen Lage zu befreien? Manche sind bestrebt, möglichst schnell und ohne Rücksicht auf Verluste wieder auf die Beine zu kommen. Sie suchen verzweifelt nach Strategien, wie sie möglichst schnell wieder fit und leistungsfähig werden können. Sie wenden sich mit ihrem Anliegen an den Arzt. Sie stürzen sich in körperliche Aktivitäten, um ihre Kräfte zu mobilisieren und merken gar nicht, daß sie ihre eigentlichen Probleme und Konflikte verdrängen und bereits dabei sind, eine erneute Erkrankung zu provozieren. Sie flüchten vor der Auseinandersetzung mit der Erkrankung und wenden sich nicht den Ursachen zu. Sie müssen zum zweitenmal am eigenen Körper erfahren, daß sie zu weit gehen. Wenn sie Glück haben, treffen sie auf einen verständnisvollen Arzt, der sie auf ihren Übereifer aufmerksam macht.

Die Krise ist eine Zeit der Neubesinnung und Neuorientierung

Manche profitieren von Gesprächen mit Gleichbetroffenen, die ihnen die Augen öffnen und sie zur (Neu-) Besinnung bringen. Andere beherzigen Hinweise von Fachleuten und Mitpatienten. Mit entsprechenden Informationen zu Ursachen und Behandlungsmöglichkeiten ihrer Erkrankung ausgestattet, können sie selbstverantwortlich entscheiden, welchen Weg sie zukünftig gehen wollen. Dann kann die Neuorientierung und der neue Weg beginnen.

Es gibt aber auch Betroffene mit Herzinfarkt, die genau entgegengesetzt auf ihre Erkrankung reagieren. Sie fühlen sich deprimiert und ängstlich, sehen keinen Ausweg mehr und ziehen sich immer mehr zurück. Sie fühlen sich wie gelähmt und handlungsunfähig. Manche von ihnen sind scheinbar außerstande, die kleinsten Aufgaben zu erledigen. Der Rückzug ist für sie eine Möglichkeit, wieder Boden unter die Füße zu bekommen und Kraft zu schöpfen, um sich mit den anstehenden Problemen auseinandersetzen zu können. Wenn die Zeit des Rückzugs allerdings länger als drei bis vier Wochen dauert, wenn die depressive Stimmung anhält oder sich sogar verstärkt, sollten Betroffene die Hilfe von Fachleuten in Anspruch nehmen. Wenn Sie jedoch den Eindruck haben, daß nach einer gewissen Zeit Ihre seelischen und körperlichen Kräfte langsam wieder zunehmen, dann können Sie mit Hilfe der hier erläuterten gezielten Strategien Wege aus der Krise finden.

Strategien zur Überwindung von Hilflosigkeit und Resignation

> Der Herzinfarkt stellt für viele Betroffene eine Lebenskrise dar. Eine Krise ist eine Zeit des Umbruchs. Ob die Krise eine Zeit der Neuorientierung wird, hängt vom Verhalten der Betroffenen ab.

Eine Krise ermöglicht Neuorientierung

> Lassen Sie sich während der ersten Phase der Erkrankung genügend Zeit, um wieder Boden unter den Füßen zu spüren und zur (Neu-) Besinnung zu kommen.

> Bitten Sie Ihren Lebenspartner, Familienangehörige oder Freunde um Unterstützung. Sprechen Sie mit ihnen über Ihre Sorgen und Probleme. Sprechen Sie mit Gleichbetroffenen. Sie bekommen und vermitteln das Gefühl, nicht allein mit Ihrer Erkrankung dazustehen. Die soziale Bindung eines Menschen ist für den Gesundungsprozeß besonders wichtig.

> Informieren Sie sich über Ursachen und Behandlungsmöglichkeiten der Erkrankung. Beachten Sie die vier Säulen herzgesunder Lebensführung.

> Sie werden im Laufe Ihrer Gesundung immer wieder Phasen durchlaufen, in denen Gefühle der Hilflosigkeit und Resignation auftreten. Irrationale Katastrophengedanken können Sie auf ih-

ren Realitätsgehalt hin untersuchen, indem Sie es mit Hilfe der Regeln auf Seite 88 überprüfen.
- ➢ Hinterfragen Sie auch Ihre eigenen an sich selbst gestellten Erwartungen. Vielleicht sind sie zu hoch angesetzt? Dann sollten Sie sich neue realistische Ziele setzen.
- ➢ Indem Sie selbst die Verantwortung für Ihre Gesundung übernehmen und sich für ein herzgesundes Leben nach dem Infarkt einsetzen, hat die Krise eine positive Wende genommen, die Sie auch zur persönlichen Weiterentwicklung nutzen können.

In der Phase der Neuorientierung erhält das soziale Umfeld einen neuen Stellenwert. Wer sich in dieser Zeit der Gesundung isoliert und allein gelassen fühlt, hat es sehr schwer, wieder auf die Beine zu kommen. Ihr Herz und Ihr Seelenleben brauchen jetzt viel Zuspruch, Anteilnahme und Fürsorge.

Mitmenschliche Bindung unterstützt die Gesundung

Auch Ornish weist immer wieder darauf hin, wie wichtig die soziale Verankerung für die Gesundung eines Herzinfarktbetroffenen ist. Konflikte und ungeklärte Probleme können den Gesundungsprozeß behindern und erschweren. Es ist wichtig, Ungeklärtes zu besprechen und zu Lösungen oder zu Kompromissen zu kommen. Vertrauensvolle Beziehungen und harmonisches Zusammenleben können die Basis für ein herzgesundes Seelenleben bilden. Nutzen Sie die Zeit der Gesundung zur Klärung und Intensivierung Ihrer Beziehungen zu Mitmenschen. Ihr Herz wird es Ihnen danken.

So gelingt Ihnen Entspannung

Entspannung und Spannung sind gleichermaßen wichtig

Entspannung gehört zum Leben, wie die Atmung und der Herzschlag zum Leben gehören. Leben ist der unaufhörliche Wechsel von Spannung und Entspannung. Einatmen ist Spannung, Ausatmen ist Entspannung. Ohne das rhythmische Ein- und Ausatmen käme der Prozeß von Sauerstoffaufnahme und Abgabe der Stoffwechselprodukte nicht zustande. Das rhythmische Spannungs- und

Entspannungsprinzip gilt im ganzen Körper, im ganzen Menschen und in allen Organismen. Man kann es als das universale Lebensprinzip bezeichnen. Auf jede Spannungsphase muß eine Entspannungs- oder Erholungsphase folgen.

Der mit freiem Willen ausgestattete Mensch hat die Möglichkeit, gegen dieses Lebensprinzip zu verstoßen. Eine Zeitlang kann er das ungestraft tun. Aus den nicht gelösten Spannungen werden jedoch Ver-Spannungen und Verhärtungen, die sich im gesamten Organismus, besonders in den Herzkranzgefäßen ausbreiten können. Nervliche Überspannung zeigt sich in Reizbarkeit, muskuläre Verspannung in Muskelverhärtungen, z. B. im Schulterbereich. Spannungen in den Blutgefäßen verengen die Gefäße. Das kann als unangenehm oder sogar schmerzhaft erlebt werden.

Der Organismus will Sie mit solchen Signalen, die Sie beim Thema Hab-acht-Signale (s. S. 64 ff) bereits ausführlicher kennengelernt haben, daran erinnern, daß der Spannungsanteil im Leben zu hoch geworden ist und es im Organismus zu Störungen gekommen ist.

Auf das Gleichgewicht von Spannung und Entspannung achten!

Die Ursachen für die Verspannungen liegen im gedanklichen, emotionalen und körperlichen Bereich:

➤ in überzogenen Erwartungen an die eigene Leistungsfähigkeit, z. B. in dem Gedanken: «Koste es, was es wolle, ich schaffe das.»
➤ im Ablehnen von Gefühlen, z. B. beim überzogenen emotionalen Einsatz: «Ich muß Stärke zeigen»
➤ im überzogenen körperlichen Einsatz, trotz vorhandener Warnsignale: «Ich muß auch körperlich alles bringen, um ans Ziel zu kommen.

Die Verspannungen beziehen sich immer auf den ganzen Menschen und nicht nur auf Teile. Wenn Sie sich angespannt und unter Druck fühlen, sind stets mehrere Bereiche gleichzeitig betroffen: die Muskeln, der Kreislauf, verschiedene Organe, die Nerven, das hormonelle System, die Gedanken und Gefühle. Einzelne Störungsbereiche treten meist in den Vordergrund. Beim einen mögen es Schmerzen sein, beim anderen läuft das Gedanken-Räderwerk auf Hochtouren und läßt sich nicht abstellen.

Entspannungs-verfahren sinnvoll einsetzen

Entspannung soll gewährleisten, daß Sie nicht nur Symptome wie Reizbarkeit oder Druckgefühle abstellen, sondern auch deren Ursachen angehen können. Dies gelingt am besten mit Entspannungsverfahren wie Autogenem Training oder Hatha Yoga, die von einem ganzheitlichen Menschenbild ausgehen. Aber auch mit dem Tiefmuskel-Entspannungstraining, das in einem psychosomatischen Kontext steht, sind gute Erfolge zu erzielen. Die psychosomatische Sichtweise hilft, die Einheit von Körper, Fühlen und Denken im Auge zu behalten und zu fördern.

Den Menschen als Einheit betrachten

Die Verknüpfung ist bedeutsam, weil die Leiden und Beschwerden des Menschen sich in allen genannten Bereichen zeigen. Daher gilt es, auch bei einem sogenannten körperlichen Leiden das Seelische nicht zu vernachlässigen. Seelische Leiden können sich beispielsweise als Angst oder Selbstunsicherheit zeigen und ihrerseits wieder körperliche Symptome hervorrufen. Umgekehrt wäre es ebenso verfehlt, nur die psychische Seite des Menschen zu sehen und seine Körperlichkeit zu mißachten.

Wird die seelische Seite überbetont, kann dies zu Überempfindlichkeit und psychosomatischen Krankheiten bis hin zu Wahnvorstellungen führen. Wird die körperliche Seite zu sehr betont, kann dies zu krankhaften körperlichen Überfunktionen und zu emotionalen Defekten wie Gefühlskälte oder Verleugnung der Gefühle führen.

Aus dem hier Geschilderten wird eines ganz deutlich: Wenn ein Teilbereich des Menschen einseitig hervorgehoben wird, führt dies zu negativen Begleiterscheinungen in den hervorgehobenen Seiten und zu Störungen in den übrigen Bereichen. Viele Entspannungsverfahren sprechen daher die geistige, gefühlsmäßige und körperliche Ebene gleichermaßen an. Dabei sollen Sie lernen, Ihre Gefühle, Gedanken und Körpervorgänge eigenaktiv zu beeinflussen. Sie spüren die Veränderungen im Körper. Sie werden sich Ihrer Ganzheit bewußt und lernen ganzheitlich zu leben.

Entspannung macht handlungsfähig

Entspannungstechniken allein lösen allerdings keine Lebensfragen oder Probleme. Mit gezielter Entspannung können Sie jedoch günstige Voraussetzungen schaffen, um mit Belastungen leichter fertig zu werden. Sie können lernen, sich aus konflikthaften Verstrikkungen zu lösen und so mehr Abstand zu den unbewältigten Problemen zu bekommen. Ist das erreicht, gilt es in einem nächsten Schritt, die Konflikte und die Sinnfragen des Lebens anzugehen.

Ein gelassenerer Umgang mit Problemen bedeutet aktive Gesundheitsvorsorge, mehr Selbstsicherheit und mehr Entspannung. So kann beispielsweise das Autogene Training dabei helfen, eine gelassene Grundhaltung aufzubauen, die es ermöglicht, die Alltagsbelastungen und die eigenen Schwächen leichter zu handhaben.

Wenn Spannungsursachen geklärt und so weit wie möglich bereinigt sind, bieten Entspannungstechniken eine ausgezeichnete Möglichkeit, noch verbliebene Verspannungen zu lösen. Wenn die Ursachen der Spannungen bearbeitet sind, haben beispielsweise die Schmerzsymptome der Muskelverhärtung ihren Gefahr anzeigenden Hinweischarakter verloren.

Viele vom Herzinfarkt Betroffenen sind sehr rationale Menschen, und ihnen kommt das pragmatische Tiefmuskel-Entspannungstraining besonders entgegen. Wer Zugang zum Autogenen Training oder zur Meditation findet, kann sich mit diesen Methoden zu wohltuender innerer Gelassenheit führen. Eine an den westlichen Menschen angepaßte fernöstliche Meditationsart ist der Hatha Yoga.

Die passende Entspannungsmethode wählen

Der folgende Fragebogen soll Ihnen helfen, die für Sie am besten geeignete Methode herauszufinden. Kreuzen Sie zutreffendes an:

Fragebogen

Die geeignete Entspannungsmethode

- Ich bin schnell ungeduldig. ☐ **A, C**
- Ich habe Angst, Fehler zu machen. ☐ **A, C**
- Ich fühle mich leicht überbelastet. ☐ **A, B**
- Ich habe Angst vor dem Alleinsein. ☐ **A, B**

Die geeignete Entspannungsmethode

- Ich fühle mich oft erschöpft. ☐ **B, C**
- Ich bin öfter in Sorge. ☐ **A, C**
- Ich betone die positiven Seiten des Lebens. ☐ **B, C**
- Ich leide unter Zeitdruck. ☐ **A, B**
- Ich greife öfters zu Genußmitteln. ☐ **B, C**

Auswertung

Addieren Sie die Anzahl der einzelnen Buchstaben, die hinter Ihren Ankreuzungen stehen.

Bewertung

Wenn A den höchsten Punktwert hat, werden Sie voraussichtlich mit dem Tiefmuskel-Entspannungstraining zu den besten Entspannungserfolgen kommen. Wenn B am häufigsten erscheint, ist wahrscheinlich das Autogene Training die bestgeeignete Methode. Wenn C den höchsten Punktwert erreicht, kommen Sie vermutlich mit Hatha Yoga bzw. Meditation zu den günstigsten Ergebnissen. Die Auszählung kann Ihnen einen Hinweis geben, soll aber keine unumstößliche Festlegung bedeuten.

Wenn sich kein zahlenmäßiger Schwerpunkt ergibt, können Sie frei wählen. Die Sympathie für die eine oder die andere Methode spielt dann eine besondere Rolle. Machen Sie sich sachkundig und wählen Sie die Methode, zu der auch Ihr Herz ja sagt.

Die folgenden Erläuterungen können Ihnen bei der Wahlentscheidung helfen. Ansonsten sind die Beschreibungen als Kurzeinführung in die drei Methoden geeignet.

Tiefmuskel-Entspannungstraining

Den Wechsel von An- und Entspannung nutzen

Das Tiefmuskel-Entspannungstraining ist ein Verfahren, bei dem Sie die An- und Entspannungsfähigkeit der willkürlichen Muskeln nutzen und mit Hilfe dieser Muskeln Entspannung für den ganzen Körper und den ganzen Menschen erlernen.

Das Tiefmuskel-Entspannungstraining basiert auf der Progressiven Relaxation, einem bei den willkürlichen Muskeln ansetzenden systematischen Entspannungstraining. Edmund Jacobson entwickelte zu Beginn des 20. Jahrhunderts die «vorwärtsführende Entspannung» an der Harvard-Universität. In weiterentwickelter Form wurde dieses Entspannungstraining zu einer wichtigen Technik im Rahmen der Verhaltenstherapie. Als eigenständige Methode wird es im deutschsprachigen Raum immer bekannter und dürfte in absehbarer Zeit einen ähnlichen Bekanntheitsgrad erreicht haben wie das Autogene Training oder der Yoga.

Als eigenständiges Verfahren ist es aller Erfahrung nach leichter zu erlernen als Autogenes Training oder Yoga, weil die willkürlichen Muskeln als Ausgangspunkt für die Gesamtentspannung gewählt werden. Diese Muskeln können willkürlich, gezielt und bewußt aktiv angespannt und entspannt werden. Dazu bedarf es keiner besonderen Einarbeitung, denn Sie nutzen die Muskeln, die Sie täglich gebrauchen. Über Anspannung und nachfolgende Entspannung von Muskeln erreichen Sie neben intensiver Muskelentspannung auch Kreislaufentspannung und nervliche Lockerung. Durch das Tiefmuskel-Entspannungstraining können Sie Alltagsbelastungen leichter meistern und Sie können sich im Alltag souveräner verhalten. Außerdem stärkt es ganz allgemein Ihre Gesundheit und erhöht die Lebensqualität. Dabei darf es nicht als Allheilmittel zur Lösung von Lebensproblemen mißverstanden werden. Aber das regelmäßige Praktizieren des Trainings ist im Sinne eines gesundheitlichen Schutzfaktors ein wichtiger Beitrag, um die seelische und körperliche Gesundheit zu schützen und zu stärken.

Verschiedene Forschungsergebnisse belegen den positiven Einfluß des Trainings bei vielen Erkrankungen und Beschwerden wie Schlafstörungen, Kopfschmerzen, Herz-Kreislauferkrankungen, Bluthochdruck und bei einem geschwächten Immunsystem. Das Tiefmuskel-Entspannungstraining ist dementsprechend bei einer Vielzahl gesundheitlicher Störungen, aber auch in der Vorbeugung von Krankheiten äußerst hilfreich.

Bestätigte Wirksamkeit

Edmund Jacobson beschäftigte sich als Wissenschaftler intensiv mit muskulären Prozessen. Dabei fiel ihm auf, daß innere Unruhe, Streß und Angst mit Anspannungen der Muskulatur einhergehen. Ein Mensch, der innerlich angespannt oder ängstlich ist, ist meist auch muskulär angespannt. Es gilt auch der umgekehrte Fall, daß eine Lockerung der Muskulatur in aller Regel mit einem Ruhegefühl einhergeht. Hier zeigt sich die Verbindung zwischen Seele und Körper, die in beiden Richtungen besteht: die Seele wirkt auf den Körper und umgekehrt rufen körperliche Veränderungen auch Änderungen im psychischen Befinden hervor. Angst kann zu einer erhöhten Infarktgefährdung führen und umgekehrt kann ein Infarkt zu Angst und Depression führen.

Psychosomatische Erkrankungen wie der Herzinfarkt oder der Schlaganfall werden nach Jacobsons Auffassung durch gestörte Ökonomie im Organismus verständlich. Überfordernder Streß und seelische Belastungen führen zu unökonomischen Verspannungen in den Organen. Geistige Aktivitäten beeinflussen nicht nur die Willkürmuskulatur, sondern in Form von reflexartigen Reaktionen auch die unwillkürliche Muskulatur im Herzen. So können z. B. spannungsbedingte Verkrampfungen der Herzkranzgefäße bei entsprechender Vorschädigung zu Angina pectoris oder Herzinfarkt führen.

Ein einfacher Zugang zur Entspannung

Während bei anderen Entspannungsverfahren die ersten spürbaren Wirkungen mit einiger zeitlicher Verzögerung auftreten, werden beim Tiefmuskel-Entspannungstraining meist bereits nach den ersten Übungen Entspannungsempfindungen wahrgenommen. Ein weiterer Grund für das wachsende Interesse an der Tiefmuskel-Entspannung liegt darin, daß diese Methode als das durch wissenschaftliche Studien bisher am besten untersuchte und in seinen positiven Wirkungen überzeugendste Entspannungsverfahren gilt.

Durch die Entspannung der Willkürmuskulatur wird eine gleichsinnige Wirkung auf die Gehirnaktivität und andere körperliche Funktionsbereiche ausgeübt, so daß ein umfassender körperlich-psychischer Entspannungszustand erreicht wird.

Das Tiefmuskel-Entspannungstraining soll dem Übenden eine möglichst tiefgehende Entspannung ermöglichen. Um dies zu erreichen, wird zunächst die Aufmerksamkeit auf eine bestimmte Muskelgruppe (z. B. Unterarm und Hand) gelenkt. Dann wird dieser Muskelbereich 5 bis 10 Sekunden lang angespannt (z. B. Hand zur Faust ballen), wobei die entstehenden Empfindungen möglichst genau wahrgenommen werden sollen. Daraufhin erfolgt eine Entspannungsphase von etwa 30 Sekunden Dauer. Die Aufmerksamkeit wird auf die sich verändernden Körperempfindungen gerichtet. Der Übungsablauf ist so aufgebaut, daß die verschiedenen Muskelgruppen nacheinander in das Training einbezogen werden. Die einzelnen Übungsanleitungen können Sie beispielsweise dem Buch «Entspannungs-Training» von Brenner (1997) entnehmen (siehe Anhang Seite 185).

Die Anspannungsstärke sollte nicht so massiv sein, daß Schmerzempfindungen auftreten. Im Schulterbereich, der bei vielen Menschen verspannt und verhärtet ist, können sich die Verhärtungen zu Beginn des Trainings unangenehm bemerkbar machen. Das ist bei verhärteter Schultermuskulatur zu tolerieren. Nachdem Sie die Übungen einige Tage lang durchgeführt haben, werden Sie mit Freude die zunehmende Elastizität der Muskeln wahrnehmen. Dann kann auch die Spannungsintensität erhöht werden, ohne daß unangenehme Gefühle oder gar Schmerzen auftreten.

Die Stärke der Anspannung soll angenehm sein

Abgesehen von der körperlichen Entspannung werden durch diese Übungen das seelische Wohlbefinden und die Leistungsfähigkeit erhöht. Allerdings sollten Sie Leistungsgesichtspunkte in den Hintergrund stellen. Wenn Sie versuchen, ehrgeizig Entspannung herbeizuführen, werden Sie eher das Gegenteil, nämlich Überspannung erreichen.

Falls das Anspannen von Muskelgruppen irgendwann zu Schmerzempfindungen führen sollte, verringern Sie sofort die Intensität der Anspannung.

Systematisches Entspannungstraining

Das Programm umfaßt folgende Teile:
- An- und Entspannung der Hände und Arme
- An- und Entspannung der Gesichtsmuskeln und der Schultern
- An- und Entspannung des Leibes
- An- und Entspannung der Beine und der Gesamtperson

Bei der ersten Übung geht es um die Anspannung der rechten Hand zur Faust und um die nachfolgende Entspannung. Führen Sie diese Übung jetzt einmal durch:

Übung

Tiefmuskel-Entspannungsübung

Ballen Sie Ihre rechte Hand jetzt zur Faust. Drücken Sie einigermaßen kräftig zu und schauen Sie sich Ihre Faust und Ihre Finger an. Sehen Sie die muskuläre Spannung und farblichen Veränderungen der Faust und der Finger? An einigen Stellen wird es weiß – dort kann das Blut nicht ungehindert fließen. An anderen Stellen wird es rot – dort staut sich das Blut. Spüren Sie jetzt zusätzlich in Ihre Hand hinein: Spüren Sie die Anspannung und die Härte der Faust! Tasten Sie nun mit der anderen Hand, wie die geballte Faust sich anfühlt: Spüren Sie die Härte der Muskeln und die relative Gefühllosigkeit der Faust. Lösen Sie nun die Anspannung, lassen Sie die Hand locker auf den Oberschenkel sinken und erleben Sie nun den Kontrast zur Spannung. Spüren Sie die Entspannung, die wohlige Lockerung der Muskeln und das angenehme Strömen oder Kribbeln oder das leichte Wärmegefühl in der Hand. Tasten Sie nochmals mit der anderen Hand: Fühlen Sie die Weichheit und Geschmeidigkeit Ihrer Muskeln?

Wenn Sie gespürt haben, wie Empfindungen sich wohltuend verändern, können Sie sich schon gut in Körpergefühle hineinversetzen und den Unterschied von Anspannung und Entspannung gut wahrnehmen.

Das Tiefmuskel-Entspannungstraining ist also ein Verfahren, bei dem Sie die willkürlichen Muskeln als Ausgangspunkt für die Entspannung wählen. Durch willkürliche Anspannung und nachfolgende Lockerung von bestimmten Muskelpartien kommt es wegen des provozierten Kontrastes zu sofortigen und intensiven Entspannungsempfindungen. Die Entspannung erleben Sie als Schwere-, Wärme-, Prickel-, Ruhe- oder Schläfrigkeitsgefühl.

Diese Empfindungen zeigen, daß sich nicht nur die Muskeln, sondern auch Blutgefäße und Nerven, ja der ganze Mensch entspannen.

Die Entspannung breitet sich aus

Eine Schwereempfindung wird spürbar, wenn intensive Muskelentspannung zustande kommt. Wärme und Prickeln kommen hinzu, wenn sich Blutgefäße während der Entspannung weiten und die Durchblutung gefördert wird. Die innere Ruhe und Gelassenheit nimmt zu, wenn sich die Entspannung im Nervensystem und im ganzen Menschen ausbreitet. Schläfrigkeitsgefühl tritt ein, wenn im gesamten Organismus die Entspannung zunimmt.

Die hier genannten Empfindungen sind in allen Entspannungstechniken angestrebte Wahrnehmungen. Sie treten jedoch bei der Tiefmuskel-Entspannung wegen des Kontrastvorgehens von muskulärer An- und Entspannung sofort oder bereits nach wenigen Minuten auf. Bei allen anderen Entspannungsverfahren dauert dies wesentlich länger, weil dort die Entspannung auf langsamerem autosuggestivem, konzentrativem oder meditativem Wege erlernt wird.

Das hier vorgestellte Entspannungsverfahren bietet auch den Vorteil, daß es leicht vermittelbar und weitgehend in Selbstanleitung erlernbar ist. Außerdem ist dieses Entspannungstraining fast jederzeit und unter fast allen Bedingungen durchführbar: Wenn Sie z. B. ein Gespräch führen, können Sie zwischendurch kontrollieren, ob Sie (muskulär) angespannt sind, und können die vorhandenen Anspannungen sofort lösen. Nach einigen Wochen regelmäßigen Übens haben Sie gelernt, gezielt Verspannungen im Körper wahrzunehmen. Wenn Sie beispielsweise einen unangenehmen Druck im Kopf bemerken, können Sie durch kurze Selbstbeobachtung feststellen, ob und wo Sie verspannt sind. Sie können sich dann sofort in die vorhandene Anspannung hineinspüren, sie kurzfristig –

etwa eine Sekunde lang – verstärken und dann die Anspannung loslassen, indem Sie die festgehaltenen Muskelspannungen lösen. Wenn Sie so vorgehen, nehmen Sie Verspannungen im wahrsten Sinne des Wortes in den Griff und können sie anschließend leichter lösen.

Übungshaltungen

Anfangs ist es günstig, die Übungen in einer möglichst bequemen Ausgangshaltung durchzuführen. Probieren Sie aus, in welcher (Sitz-)Haltung Sie möglichst entspannt sind.

Bevorzugen Sie im Alltag anwendbare Haltungen

Die Übungen können und sollen Sie auch öfters in unbequemen Haltungen durchführen, weil dies vermutlich die häufigsten Positionen sind, in denen Sie später das Gelernte konkret einsetzen möchten. Es ist zu erwarten, daß Sie in einer späteren Angst- oder Ärgersituation zunächst stehen oder gar gehen und sich höchstens zwischenzeitlich auf einen Stuhl setzen können. Entspannung wird später gerade in solchen Situationen sofort erforderlich sein. Sie können aber nur dann mit Entspannungseffekten rechnen, wenn Sie die Übungen vorher in unbequemen Haltungen einstudiert haben. Wenn Sie das Training nur im Liegen erlernen, werden Sie es später auch nur im Liegen anwenden können. Aus den genannten Gründen ist es sinnvoll, in verschiedenen Haltungen zu üben.

Aktivieren Sie die Muskeln

Wenn Sie nach den Übungen wieder frisch und munter sein wollen, sollten Sie zum Abschluß eine muskuläre Aktivierung durchführen. Ballen Sie dazu die Hände zu Fäusten, ziehen Sie die Arme ruckartig zum Körper hin und strecken Sie die Arme einmal oder mehrmals ruckartig vom Körper weg. Diese Aktivierung soll für Sie angenehm sein und ein Gefühl von Frische vermitteln.

Orte der Entspannung

In der Trainingsphase sollen Sie die Übungen ein- bis dreimal täglich für jeweils ein paar Minuten in einer möglichst ruhigen Umgebung durchführen. Hinzu kommen Kurzübungen unter weniger ruhigen Umgebungsbedingungen. Wartesituationen wie Warten beim Arzt oder an der Kasse eignen sich ausgezeichnet, um sich kurz auf ausgewählte Muskelpartien anspannend und entspannend einzustellen.

Diese allgemeinen Hinweise gelten entsprechend auch für das Autogene Training und für den Hatha Yoga.

Autogenes Training

Autogenes Training ist ein vom Willen her gesteuertes Entspannungsverfahren, das sein Begründer Prof. Johann Heinrich Schultz als konzentrative Selbstentspannung bezeichnet hat. Die Übenden lernen, mit Entspannungsformeln den Organismus zu beeinflussen. Seit 1930 hat das Verfahren eine weite Verbreitung gefunden.

Im Autogenen Training verwenden Sie positive gesundheitsförderliche Formeln, die Sie autosuggestiv, d. h. selbstbeeinflussend, öfter wiederholen und so den Organismus über das vegetative Nervensystem positiv einstimmen.

Suggestionen im Dienste der Entspannung

Jeder kennt die geistig und körperlich negativen Auswirkungen von negativen Einreden: die Angst zu versagen führt u. a. zu Blutdruckanstieg, Gereiztheit oder Schweißausbrüchen. Mit den neuen positiv-suggestiven Möglichkeiten können Sie Versagensängste bereits im Vorfeld abbauen und über das vegetative Nervensystem das Muskel- und Kreislaufsystem positiv beeinflussen, indem Sie z. B. erhöhten Blutdruck senken.

Vegetatives Nervensystem heißt zu deutsch Lebensnervensystem. Das ist eine zwar ungebräuchliche, aber sehr sinnvolle Bezeichnung für dieses System, da es tatsächlich die wichtigsten Lebensfunktionen wie Atmung, Herzschlag, Blutdruck, Blutzuckergehalt, Verdauung usw. steuert. Bestimmte Hormone übernehmen weitere Steuerungsaufgaben.

Diese Steuerungen sind sehr sensibel und daher recht störanfällig gegenüber äußeren Einflüssen. Hetze oder Angst führen zu innerer Unordnung. Ruhe und Entspannung lassen die inneren Systeme geregelt funktionieren. Suggerierte Entspannung unterstützt diese harmonischen inneren Regulierungen. Die suggestiven Fähigkeiten

Das Lebensnervensystem unterstützen

des Menschen werden im Autogenen Training genutzt, sie lassen sich trainieren und hilfreich anwenden.

Empfindungen, die beim Autogenen Training auftreten, lassen sich mit Vorgängen im Organismus erklären. Die Übungen des Autogenen Trainings bewirken körperlich nachweisbare Zustandsveränderungen im Körper. Denken Sie beispielsweise an die Wärmeübung im Autogenen Training. Die Wärmeempfindung kommt durch die Erweiterung der Blutgefäße in den angesprochenen Körperbereichen zustande. Um diese Gefäßerweiterung zu erreichen, nutzen Sie Ihre Suggestivkräfte, indem Sie sich mit Ihren Selbstbeeinflussungskräften in bestimmte Körperbereiche hineindenken, hineinspüren und Veränderungsimpulse mittels des Nervensystems zu den vorgestellten Organen leiten. Dabei benutzen Sie autosuggestive Leitformeln wie «Arme und Beine sind angenehm warm». Wie dies im einzelnen vonstatten geht, erfahren Sie im Band «Autogenes Training» von H. Brenner (1998). Zusätzlich sollten Sie einen Kurs besuchen, den inzwischen fast alle Bildungseinrichtungen anbieten.

Die Kursleiter sollen Diplom-Psychologen oder Ärzte sein, die sich mit psychischen Vorgängen und psychosomatischen Störungen auskennen. Diese können auf Grund ihrer Ausbildung bei eventuell auftauchenden Übungsschwierigkeiten die Probleme lösen helfen und die Entspannung ungehindert weiter fließen lassen.

Ein Kurs dauert 6 bis 10 Stunden. In den einzelnen Stunden sollen nach den jeweiligen Entspannungsübungen die Wahrnehmungen und Erlebnisse während der Übungen besprochen und Schlüsse daraus gezogen werden. Das ist zur ganzheitlichen Absicherung wichtig und kann nur in kleinen Gruppen mit etwa 6 bis höchstens 12 Personen gut gelingen.

Damit Sie sich einen eigenen Eindruck vom Autogenen Training machen können, folgt nun eine Anleitung zur ersten Übung, der Schwereübung. Mit der Schwereübung fördern Sie auf autosuggestivem Wege die Muskelentspannung. Es kann allerdings bis zu einer Woche dauern, bis die angestrebten Empfindungen spürbar werden.

Übung

Nehmen Sie jetzt eine bequeme Haltung ein. Kontrollieren Sie, ob sich in Ihren Schultern noch Muskelverspannungen festhalten, und lockern Sie sich weiter. Senken Sie die Augenlider; am besten schließen Sie die Augen. Tun Sie dies aber nicht krampfhaft. Wenn Sie die Augen noch nicht schließen möchten, schauen Sie ruhig auf einen Punkt in etwa zwei Metern Entfernung oder betrachten Sie Ihren rechten Arm. Bei geschlossenen Augen empfiehlt sich die bildhafte Vorstellung des rechten Armes. Entwerfen Sie vor Ihrem inneren Auge ein Bild Ihres rechten Armes. Dies gelingt Ihnen am besten dadurch, daß Sie nachempfinden, wo der Arm aufliegt, wo Berührungsstellen mit dem Körper sind. Sie bekommen dadurch eine immer deutlichere Vorstellung und Empfindung Ihres rechten Armes. Wenn Sie Ihren rechten Arm ganz deutlich vor Augen haben und ihn fühlen, denken Sie für diesen Arm die Formel: «Der rechte Arm ist ganz schwer.» Konzentrieren Sie sich mit kurzen Zwischenpausen immer wieder auf diese Formel: «Der rechte Arm ist ganz schwer.» Versuchen Sie, das Bild des rechten Armes festzuhalten, und wiederholen Sie die Formulierung: «Der rechte Arm ist ganz schwer.» Zwischendurch denken Sie einmal die allgemeine Ruheformel: «Ich bin ganz ruhig» und fahren fort mit der ersten Formel: «Der rechte Arm ist ganz schwer.»

Nach einigen Minuten können Sie die Übung beenden und sich wieder aktivieren.

<small>Suggestiv Entspannung fördern</small>

Die Schwereempfindung soll tagsüber zurückgenommen werden, wenn Sie im Anschluß an die Übungen wieder munter sein wollen. Ziehen Sie dazu die Arme ruckartig zum Körper und strecken Sie dann die Arme einmal oder mehrmals kräftig aus. Öffnen Sie die Augen und atmen Sie einmal tief bis in den Bauch hinein ein und lassen die Luft wieder frei ausströmen.

Nachdem Sie die Übungen einige Zeitlang durchgeführt haben, reagiert der Körper mit Entspannung, die immer dauerhafter wird. Um die Umstellung des Organismus auf eine günstigere Regulierung zu erreichen, bedarf es natürlich einiger Übung, damit die Vorsatzformulierung des Autogenen Trainings sich einprägen und ihre entspannende Wirkung entfalten kann.

Wenn Sie vom Autogenen Training Gewinn haben wollen, sollten Sie dazu bereit sein, während zwei bis drei Monaten regelmäßig die Übungen durchzuführen. Das bedeutet, Sie sollen während dieser Einübungsphase zwei- bis dreimal täglich jeweils etwa fünf Minuten trainieren.

Überdauernde und aktuelle Wirkungen

Das Autogene Training hat ein allgemeines und ein spezielles Ziel. Zum einen wird eine umfassende Entspannung sowie eine dauerhaft verbesserte Regulation in den Körpersystemen gefördert; dies entspricht einer umfassenden Änderung des Erregungsniveaus. Zum anderen läßt sich die eingeübte Entspannungsfertigkeit nutzen, um sich in jeder belastenden Situation sofort durch Einsatz des Erlernten helfen zu können.

Hatha Yoga

Meditative Entspannung

Yoga ist ein traditionsreiches, aus Asien stammendes Meditationssystem. Im Westen ist der Yogazweig des Hatha Yoga besonders bekannt geworden, da er der westlichen Mentalität am ehesten entspricht. Wer Hatha Yoga allerdings mit gymnastischen Übungen verwechselt, hat ihn gründlich mißverstanden.

Ha-tha heißt Sonne-Mond.

Ein umfassendes Yogasystem

Hatha Yoga besteht aus mindestens drei Bereichen:
1. Aus Regeln zur Lebensgestaltung
2. Aus körperbezogenen Übungen
3. Aus meditativer Versenkung

Yogaziele sind Bewußtseinsveränderung und Erkenntnis des Einsseins mit der universellen Energie. Zur praktischen Lebensgestaltung gehören rituelle Reinigungen der Körperhöhlen und eine ethisch einwandfreie Lebensführung. Bei den körperbezogenen Übungen geht es um die Neutralisierung bzw. Überwindung der körperlichen Beschwernisse und des Körpers selbst. So gesehen haben die Übungen mehr mit Askese als mit Gymnastik zu tun und Yoga wäre mit Joch passend übersetzt. Joch ist allerdings im ursprünglichen Sinne gemeint, nämlich als Verbindung und Vereinigung zur All-Einheit.

Diesen Hintergrund des 5000 Jahre alten Yoga sollen Sie kennen, wenn Sie sich mit Yogaübungen beschäftigen. Es reicht nicht, nur die Körperübungen mechanisch durchzuführen. Zum Yoga gehört eine bewußte ethische Lebensführung, meditative Versenkung und bewußte Atembeeinflussung. Da willkürliche Eingriffe in die Atmung bei leistungsorientierten Menschen leicht übertrieben werden, kann es zu Atemstörungen bzw. zu Atembeklemmungen kommen. Yogaübungen sollen daher sehr sanft und nur unter fachlicher Anleitung in einem Kurs erlernt werden. Weitere Erläuterungen finden Sie in Brenner, Meditation (1998) (siehe Anhang Seite 185).

Den Einstieg in das Yogasystem bilden Übungen zur Körperreinigung. Mit den folgenden Übungen können Sie eigene Erfahrungen sammeln:

Übung

Ziehen Sie bequeme Kleidung an. Wählen Sie einen ruhigen Meditationsort. Nehmen Sie eine aufrechte Sitzhaltung ein. Wenden Sie sich in innerer und äußerer aufrechter Haltung dem Thema Yoga zu. Spüren Sie Ihre Atmung, wie sie ein- und ausfließt.

Reinigungsübung

Geben Sie nun etwas lauwarmes Wasser in Ihre linke Handinnenfläche. Halten Sie mit einem Finger der rechten Hand ein Nasenloch von der Seite her zu. Mit dem freien Nasenflügel ziehen Sie etwas Wasser aus Ihrer hohlen Hand ein. Schließen Sie beide Nasenlöcher, bringen Sie den Kopf ein wenig nach hinten und lassen Sie einige Wassertropfen in den Rachenraum fließen. Wiederholen Sie diese Reinigungsprozedur über das andere Nasenloch.

Lenken Sie danach Ihre Aufmerksamkeit wieder auf die Atmung. Spüren Sie, wie sich Ihre Atmung im Körper nach oben und unten ausbreitet.

Spüren Sie bei der Ausbreitung der Atmung, wie Sie nach oben und unten verankert sind. Lassen Sie sich viel Zeit dabei. Erahnen Sie den Einklang mit der Natur.

Kehren Sie abschließend zu Ihrem Ausgangspunkt zurück.

Atemübungen

Atmung ist Leben

In den meditativen Systemen hat die Atmung eine besondere Bedeutung. Als Sinnbild für das Leben ist sie in die meisten Meditationen integriert. Bei der soeben durchgeführten Yoga-Reinigungsübung wurde die Atmung ebenfalls angesprochen. Atemübungen lassen sich auch ohne meditativen Kontext durchführen, wenngleich es sinnvoll ist, sie auf dem Hintergrund von Leben zu sehen. Atmung ist Leben und Lebensfluß.

Stören Sie den Lebensfluß möglichst wenig durch willkürliche Atmung, sondern unterstützen Sie den freien Fluß, indem Sie Ihre Atmung spüren und sie mit Ihrer Aufmerksamkeit begleiten. Erleben Sie das Fließen-lassen der Atmung mit der folgenden Übung:

Übung

Den Atem begleiten

Setzen oder legen Sie sich locker und bequem hin. Lenken Sie die Aufmerksamkeit auf Ihre Atmung. Spüren Sie das Auf und Ab Ihrer Atmung im Brustraum, im Bauch, bis in die Flanken hinein. Genießen Sie das Hin und Her der Atmung. Lassen Sie das Einatmen wie von selbst geschehen und begleiten Sie das Ausatmen mit einem gedachten Begriff wie «ruhig» oder «danke». Denken Sie mit dem Ausatmen den Begriff «ruhig» oder «danke».

Sie können zur Atmung auch Bilder auftauchen lassen. Das Ein- und Ausatmen können Sie sich als Wellenbewegung vergegenwärtigen, mit einer sanften Meeresbrandung oder mit einer Pendelbewegung verbinden. Erzwingen Sie nichts. Folgen Sie Ihrer Atmung und schauen Sie, was geschieht. Was geschieht ist gut.

Kehren Sie abschließend zu Ihrem Ausgangspunkt zurück.

Sie können sich nun gestärkt neuen Themen zuwenden.

Herzgesunde Nikotinfreiheit

So finden Sie herzgesunde Alternativen zum Rauchen

«Vor dem Herzinfarkt redete ich mir ein, ich könne mit der Zigarette das Leben in vollen Zügen genießen. Das war ein Irrtum. In Wahrheit haben die vollen Lungenzüge meinem Herzen geschadet. Erst jetzt weiß ich, was Genießen bedeutet: die kleinen Ereignisse des Tages von Herzen willkommen heißen und im Herzen bewahren. Der herzliche Kontakt zur Nachbarin ist für mich viel bedeutsamer geworden als früher. Die Natur kann ich jetzt mehr genießen. Der Anblick einer Blume erfreut mein Herz.» So schwärmt die Erzieherin, die sich ohne Rauchen viel freier und weltoffener fühlt. Sie hat mit dem Infarkt das Rauchen eingestellt und genießt inzwischen die neugewonnene Freiheit.

Wie sieht es bei Ihnen aus? Haben Sie ebenfalls das Rauchen eingestellt? Dann haben Sie bereits einen Grundpfeiler herzgesunder Lebensführung errichtet. Wenn Sie wie die Erzieherin die herzgesunde Nikotinfreiheit genießen, können Sie dieses Kapitel als erledigt ansehen. Wenn Sie jedoch ab und zu sehnsüchtig an das Rauchen zurückdenken, kann Sie dieses Kapitel unterstützen, Ihre gewonnene Rauchfreiheit zu festigen. Falls Sie noch rauchen sollten, ist es dringend angeraten, dieses Kapitel sorgsam durchzuarbeiten, um den wichtigen Grundpfeiler herzgesunder Nikotinfreiheit aufzubauen. Der tragikomische Rauchspruch: «Es ist nicht schwer, das Rauchen einzustellen, ich habe es schon ein paarmal geschafft» hilft Ihnen nicht weiter.

Ornish versucht, mit Ironie an das Thema heranzugehen, indem er formuliert: «Abgesehen davon, daß sie süchtig macht, krank

Ein Irrtum läßt sich korrigieren

macht und das Leben verkürzt, ist Nikotin eine wundervolle Droge.» (1994, S. 412) Derartige ironische Antworten liegen dem Nichtraucher auf der Zunge, wenn der Raucher die rhetorische Frage stellt: «Warum soll ich das Rauchen aufgeben – es schmeckt mir eben.» Allen Carr bezeichnet in dem Buch «Endlich Nichtraucher» die Prozesse, die zu solchen Äußerungen führen, als Gehirnwäsche.

Veränderung setzt Einsicht voraus

Solange der Raucher nicht den Wunsch verspürt, das Rauchen aufzugeben, helfen keine Argumente. Rauchen ist schädlich, das weiß der Raucher längst, ebenso wie er auch die flapsigen Gegenargumente kennt: «Wenn das Rauchen die Gefäße verengt, dann trinke ich zusätzlich einen Schnaps; Alkohol erweitert nämlich die Gefäße.» Gegen Argumente wehrt sich der Raucher, er schlägt sie in den Wind oder versucht, sie ad absurdum zu führen, um sich nicht damit auseinandersetzen zu müssen. Der Raucher weiß: die ernsthafte Beschäftigung mit dem Thema mündet folgerichtig in der Konsequenz, das Rauchen aufzugeben. Solange der Raucher dazu innerlich noch nicht bereit ist, kommt er in den Konflikt, einerseits aufhören zu sollen und andererseits nicht aufhören zu wollen. Da er keinen Kompromiß findet, schlägt er sich voll auf die Raucherseite und wiederholt voll Inbrunst den Werbespruch der Tabakindustrie: «Ich rauche gern!»

Die innere Bereitschaft, das Rauchen einzustellen, ist eine Grundvoraussetzung, ohne die Nikotinfreiheit nicht gelingen kann. Nikotinentzug und Verhaltensänderungen sind nachrangige Themen, die der Raucher allerdings in den Vordergrund stellt. Er schiebt Schwierigkeiten bei der Entwöhnung vor und blockiert damit seine Bereitschaft, über den Rauchstop ernsthaft nachzudenken.

Die Hintergründe des Rauchens

Im Grunde sind es Ängste, die die Bereitschaft zum Nichtrauchen verhindern:
- Angst vor Entzugserscheinungen
- Angst vor Verlust

- Angst vor Leere
- Angst vor Unsicherheitsgefühlen

Diese Ängste beruhen auf ungeprüften Selbsteinreden. Der Raucher redet sich ein, das Aufgeben des Rauchens könnte mit unangenehmen Entzugsgefühlen verbunden sein. Er redet sich ein, es könnte eine innere Leere entstehen, die er nicht ausfüllen kann und ihn unsicher macht. Der Raucher überprüft diese negativen Einreden nicht, verdrängt sie, weil sie unangenehm sind, und stellt als Ersatz positive Einreden auf.

Selbsteinreden, die angst machen

Er redet sich ein, daß Rauchen schmeckt und ihn stark bzw. überlegen erscheinen läßt. Bei Frauen sind die Einreden die gleichen. Das männerspezifische Leitbild von Stärke ergänzen die Frauen mit dem neuzeitlichen Leitbild der Coolness: Rauchen ist cool und macht selbstbewußt.

Die Suche nach dem Rettungsanker

An die Stelle der verdrängten Befürchtungen treten positive Leitbilder, die eine (rauch)stabilisierende Kraft haben: sie lassen sich nicht so einfach destabilisieren. Das würde nur neue Ängste provozieren.

Sie können die vorgegaukelten Leitbilder vorerst behalten. Wenden Sie sich aber darüber hinaus den verdrängten Ängsten zu. Um diese Ängste wieder bewußt zu machen, brauchen Sie keine Psychoanalyse. Sie haben bereits erfahren, um welche Themen es sich handelt: um Angst vor Entzugserscheinungen, Angst vor Verlust, Angst vor Leere und Angst vor Unsicherheitsgefühlen. Sofern Angst kein Hauptproblem in Ihrem Leben ist, können Sie sich eine psychotherapeutische Bearbeitung des Themas Angst ersparen, indem Sie überprüfen, welchen realen Hintergrund die genannten Ängste bei Ihnen haben.

Wenn Sie beispielsweise erkennen, daß die Befürchtung von Leere im Zusammenhang mit der Einstellung des Rauchens keinen realen Hintergrund hat, kann sich diese Angst in Wohlgefallen auflösen. Wenn Sie finden, daß die Befürchtung von Leere nach dem Rauchstop berechtigt ist, schauen Sie sich die Befürchtung möglichst genau an. Befürchten Sie, von rauchenden Mitmenschen gemieden zu werden, dann fragen Sie sich, wer so handeln würde und

Die Ängste hinterfragen

welchen Ausgleich Sie schaffen könnten. Wenn Sie befürchten, ohne die Zigarette mit leeren Händen dazustehen und nichts Rechtes mit sich anfangen zu können, wählen Sie eine andere Beschäftigung für die Hände. Das Ablaufschema für die Angstbearbeitung sieht folgendermaßen aus:

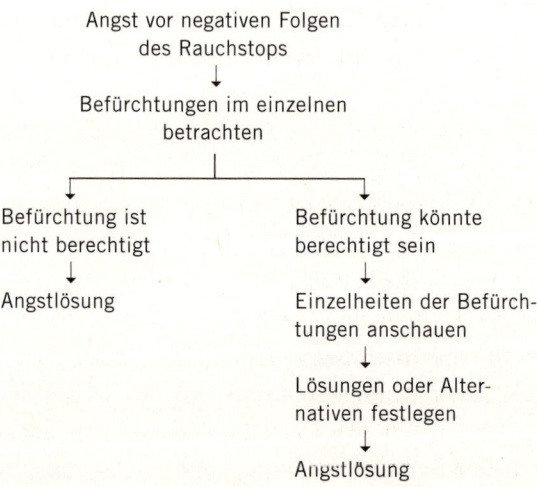

Abb. 7: So wird die Angst bearbeitet

Für die meisten Raucher ist es so schwer, das Rauchen einzustellen, weil sie ihren Befürchtungen nicht nachgehen und deshalb zu keinen Lösungen oder Alternativen finden. Nachdem Sie Ihre Befürchtungen reflektiert haben, können Sie Alternativen wählen und erproben. Wer Befürchtungen im einzelnen überprüft, nach gesunden Alternativen sucht und sie ausprobiert, kann nachhaltige Nikotinfreiheit erzielen.

Den Organismus entlasten

Wenn Sie mit Ihrer gedanklichen Auseinandersetzung zum Thema Rauchen zu lange warten, reagiert der Körper mit Krankheit – ein deutliches Signal zum Einstellen des Rauchens. Krankheit kann als Höflichkeitsbesuch des Todes bezeichnet werden, und Rauchen ist Raubbau an der Gesundheit. Nikotin sowie die vielen anderen Inhaltsstoffe des Tabakrauches schädigen die Gefäßinnenwände, wodurch arteriosklerotische Ablagerungen gehäuft auftreten. Sie schädigen die Lungen, wodurch die Sauerstoffzufuhr behindert wird, was sich zuallererst auf Herz und Gehirn auswirkt, die einen besonders hohen Sauerstoffbedarf haben. Geschmacks-, Geruchs-, Hör- und Tastsinn werden eingeschränkt, worunter einerseits die Lebensqualität leidet, es aber andererseits zu einer Schwächung im Signalsystem kommt. Nicht zuletzt ist die Infarktgefahr und Re-Infarkthäufigkeit bei Rauchern massiv erhöht.

Die gute Nachricht

Es gibt jedoch auch eine gute Botschaft: Bereits ein Jahr nach dem Rauchstop ist das Herzinfarktrisiko um 50 Prozent verringert, nach etwa sieben Jahren ist das Risiko das gleiche wie bei anderen Nichtrauchern. Es lohnt sich also, die Rauchfreiheit zu erringen.

Bei Ihrer Suche nach Rauchgründen und Alternativen will Sie dieser Text begleiten und unterstützen. Auch wenn Sie glauben, bereits über den (Rauch-)Berg zu sein, könnte das folgende Kapitel für Sie von Bedeutung sein. Mit dem Herzinfarkt stellt zwar fast jeder Raucher das Rauchen ein, nach einiger Zeit rauchen aber über 25 Prozent wieder. Meist tun sie das mit schlechtem Gewissen und Angst vor einem erneuten Infarkt, aber wir haben Ihnen im Titel des Buches ja versprochen, nach dem Herzinfarkt angstfrei weiterzuleben.

An dieser Stelle erfahren Sie, wie stabile Rauchfreiheit auch Angstfreiheit und ein gutes Gewissen mit sich bringt. Mit der Rauchfreiheit errichten Sie eine der vier Säulen herzgesunden und angstfreien Lebens.

Rauchfrei zur Angstfreiheit

Wie Sie Ängste beseitigen und Alternativen aufbauen können

Die Befürchtung von Verlust und Leere nach dem Einstellen des Rauchens beziehen sich meist nicht auf grundlegende existentielle Themen, sondern auf ganz alltägliche Verlustbefürchtungen:

- Angst, Energie zu verlieren
- Angst, Stimulanzien zu verlieren
- Angst, Spannungslösungen zu verlieren
- Angst, Entspannung zu verlieren
- Angst, Ablenkung zu verlieren
- Angst, Sicherheit zu verlieren
- Angst, Rituale zu verlieren
- Angst, Entzugserscheinungen nicht zu verkraften

Diesen Ängsten, die Sie wahrscheinlich daran hindern, das Rauchen einzustellen, können Sie nun kurz nachspüren, sie mit den folgenden objektiven Informationen vergleichen und sich Alternativen aussuchen.

Welche Bedürfnisse soll Rauchen erfüllen?

- Suchen Sie Spannkraft und Stimulans?

Das Rauchen stimuliert höchstens für einige Minuten, danach findet eine starke Erschlaffung der Körperfunktionen statt.

Eine echte Stimulierung kommt durch Gymnastik, frische Luft, Bürstenmassage und Wasseranwendungen zustande. Falls Kaffee oder Tee Ihr Rauchbedürfnis steigert, verzichten Sie vorerst darauf. Nehmen Sie Getränke nur dort zu sich, wo Sie nicht gleichzeitig rauchen können.

- Suchen Sie Spannungslösung und Entspannung?

Das Rauchen führt nicht zur Lösung und Entspannung, sondern zu weiteren Spannungen und Verengungen. Dafür ist das Nerven- und Gefäßgift Nikotin verantwortlich. Das Entspannungsgefühl, das beim Rauchen dennoch entsteht, kommt durch einen anderen Effekt zustande, nämlich durch Ablenkung oder durch Wechsel der Umgebung.

Alternativen gezielt einsetzen

Wenn Sie sich auf gesunde Weise ablenken wollen, so können Sie sich dazu entweder körperlich bewegen oder in lockerer Konzentration beispielsweise Musik hören. Zur gezielten Spannungslösung können Sie Autogenes Training oder Tiefmuskel-Entspannungstraining einsetzen (s. ab Seite 94). In Ihre Entspannungsübungen können Sie die Suggestivformel einfügen: «Ich genieße die Rauchfreiheit, ich genieße die Freiheit!»

- Suchen Sie Beschäftigung und Sicherheit?

Das Rauchen ist eine gesundheitsschädigende Methode zum Überspielen von Langeweile oder Unsicherheit.

Günstiger wirkt sich das Spielen mit anderen Materialien aus. Sie können die Hände an Stelle der Zigarette mit anderen verfügbaren Gegenständen beschäftigen. Bearbeiten Sie ein Streichholz, einen Bleistift, einen Kugelschreiber, ein Blatt Papier, eine Tasse oder ein Glas. Den Mund können Sie beschäftigen, indem Sie Lakritze, Gewürznelken, Wacholderbeeren oder Obstkerne lutschen. Die letzten drei Ideen sind sogar kalorienfrei. Gewürznelken haben einen angenehm herben Geschmack. Einige Wacholderbeeren können Sie nach dem Lutschen herunterschlucken, falls das Einstellen des Rauchens vorübergehend zu Verdauungsverzögerungen führen sollte. Auch ein Stück Obst kann sich günstig auswirken. Wie wäre es mit kreativen Beschäftigungen wie Malen, Basteln, Modellieren …? Wenn Sie feststellen, daß Sie bei Unsicherheitsgefühlen zur Zigarette greifen, beherzigen Sie die Hinweise im Kapitel «So gelingt Ihnen das Streßmanagement» ab Seite 71.

Ersatzmittel

➤ Suchen Sie rituelle Handlungen?

Das Rauchen verschafft dem Gewohnheitsraucher nur eine geringe Befriedigung. Häufig raucht er, ohne es überhaupt zu merken. Wenn das Rauchen auch für Sie eine rituelle Handlung war, könnten Sie neue Rituale aufbauen. Gegen gesundheitsförderliche Rituale ist nämlich nichts einzuwenden. Kleine Rituale können Sicherheit in den Alltag bringen.

Suchen Sie sich möglichst rauchfreie Bereiche für Ihre neuen Rituale aus. Wählen Sie z. B. einen Eßplatz, an dem Sie nicht rauchen können. Nehmen Sie Genußmittel nur dort zu sich, wo Sie nicht rauchen können. Gehen Sie nach draußen und suggerieren Sie sich: «Frische Luft statt Rauch inhalieren!»

➤ Verlangt Ihr Körper nach Nikotin? Fürchten Sie sich vor dem Entzug?

Rauchen hebt den Nikotinspiegel im Blut. Nikotin ist ein Gift, auf das die meisten Raucher mit Abhängigkeit und Sucht reagieren. Sobald der Nikotinspiegel absinkt, verlangt der Süchtige nach neuem Stoff. Das ist bei anderen Süchten ähnlich. Die Nikotinsucht läßt sich aber im Vergleich zur Alkoholsucht leichter überwinden, weil vergleichsweise geringfügige Entzugserscheinungen auftreten. Trotzdem ist es schon auf Grund der anderen genannten Gründe schwer genug, das Rauchen aufzugeben. Ermutigend kann sich für Sie das Wissen auswirken, daß die süchtige körperliche Abhängigkeit bereits nach einer Woche keine Rolle mehr spielt und überwunden ist. Die übrigen Umstellungen dauern länger. Verhaltensänderungen dauern Wochen, manchmal auch einige Monate. Dann sind sie allerdings stabil. Körperliche Abhängigkeit von süchtigmachenden Stoffen ist hingegen eine labile Angelegenheit. Sobald die erste Zigarette wieder geraucht wird kommt der Suchtkreislauf wieder in Gang. Der Nikotinspiegel kann innerhalb weniger Minuten steil ansteigen und wieder absinken. Der süchtige Organismus fordert durch die Entzugssymptome Unruhe und Reizbarkeit, daß der Nikotinspiegel wieder angehoben wird. Dies tut die nächste Zigarette und die durch Sucht verursachte Unruhe ist vorübergehend reduziert. In diesem Zusammenhang ist der legendäre Ausspruch von Mitmenschen rückfälliger Raucher einzuordnen: «Rauch bitte wieder, sonst bist du ungenießbar.» Nach dem Rauchstop soll daher keine Zigarette mehr angezündet werden, sonst beginnt das Dilemma des Nikotinentzugs wieder von vorne.

So gelingt Ihnen Nikotinfreiheit

Das hier vorgestellte Nichtraucherprogramm ist nach verhaltenstherapeutischen Prinzipien aufgebaut. Dieses Vorgehen hat sich in jahrzehntelangen Untersuchungen als besonders effektiv und nachhaltig erwiesen. Nach Ergründung der Rauchmotivationen geht es um den gezielten Einsatz von Alternativen.

Die ersten Nichtrauchertage sollten Sie möglichst harmonisch gestalten. Freie Tage oder das Wochenende bieten sich als Zeitpunkt an. Planen Sie wechselnde entspannende und aktivierende Tätigkeiten. Führen Sie Entspannungsübungen durch. Unternehmen Sie etwas mit nichtrauchenden Angehörigen oder Freunden. Denken Sie an körperliche Aktivitäten, wie z. B. Spazierengehen oder Fahrradfahren. Entspannungsübungen und Bewegung eignen sich gut zur Gegenregulierung bei unruhestiftenden Entzugserscheinungen. Mit nennenswerten Entzugssymptomen brauchen Sie nur zu rechnen, wenn Sie täglich mehr als 20 Zigaretten geraucht haben. Für Zigarillos oder Zigarren gilt je nach inhalierter Nikotinmenge entsprechendes.

Wenn Sie sich noch Klarheit über Ihre Rauchmotivation verschaffen wollen, können Sie einige Rauchsituationen, an die Sie sich erinnern, kurz beschreiben. Die folgende Liste mag Sie dabei unterstützen. Beschreiben Sie in Stichworten einige typische Situationen, die im Verlauf eines Tages zum Rauchen führten.

Planung der ersten Nichtrauchertage

Zeit	**Ort**	**Tätigkeit**	**Gedanken**	**Gefühle**
6– 8 Uhr	Badezimmer	Morgentoilette	Ich muß mich beeilen	Unruhe, Druck spüren
8–10 Uhr				
10–12 Uhr				
12–14 Uhr				
14–16 Uhr				
16–18 Uhr				
18–20 Uhr				
20–22 Uhr				
22–24 Uhr				
...				

Abb. 8: Typische Rauchersituationen

Das jeweilige Rauchmotiv ist in Ihren Aufzeichnungen leicht ablesbar. Im genannten Beispiel soll das Rauchen wie so oft Spannungen lösen. Geeignete Strategien zum Streßmanagement und zur Spannungslösung haben Sie bereits an anderen Stellen kennengelernt. Wenden Sie das Gelernte jetzt an!

Falls Sie noch Raucher sein sollten, kann Ihnen das Raucherdiagramm (Abb. 9) eine Hilfe sein.

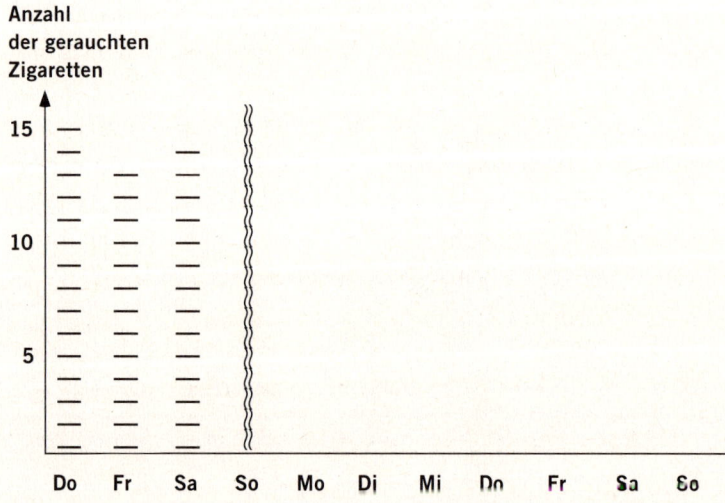

Abb. 9: Raucherdiagramm

Tragen Sie in einem selbstgefertigten Diagramm für jede gerauchte Zigarette einen Strich ein. Die Striche werden übereinander geschichtet. Legen Sie den Tag für Ihren Rauchstop fest und tragen Sie ihn als senkrechte Wellenlinie in Ihr Diagramm ein. Den Stoptag sollen Sie nicht länger als eine Woche hinausschieben, da Sie nach etwa einer Woche Ihre Stopmotivation verschossen haben. Gegen einen sofortigen Rauchstop ist nichts einzuwenden, wenn Ihre Stopmotivation groß genug ist. Das ist der Fall, wenn Sie den Wunsch haben, augenblicklich das Rauchen einzustellen.

Den Nikotinentzug nicht aufschieben

Hilfsmittel

Manche versuchen, sich die ersten Nichtrauchertage mit der Einnahme von nikotinhaltigen Medikamenten oder mit Nikotinpflastern zu erleichtern. Solange man sich Nikotin zuführt, funktioniert die Erleichterung, aber der noch ausstehende Nikotinentzug fällt anschließend um so schwerer. Zur Erleichterung des Entzugs sind Beruhigungsmedikamente ungeeignet. Beruhigung läßt sich viel natürlicher mit Entspannungsübungen und mit Ablenkung erreichen. Effektiv und nachhaltig sind die im folgenden vorgestellten Hilfsmittel.

Wenn Sie Ihren Nichtrauch-Vorsatz in die Tat umsetzen, belohnen Sie sich dafür und planen Sie konkrete Ablenkungsmöglichkeiten für zu erwartende schwierige Situationen ein. Anregungen und Vorschläge dazu finden Sie in der folgenden Liste, die Sie zweifach nutzen können. Sie können die Liste verwenden, um kalorienfreie Ersatzhandlungen bzw. Ablenkungen (A) zu planen und um Belohnungen (B) festzulegen.

Sich ablenken und sich etwas gönnen

A wie Ablenkung: Kreuzen Sie für Sie günstige Ausweichmöglichkeiten an, die Sie nutzen können, wenn Gedanken an das Rauchen auftauchen.

B wie Belohnung: Kreuzen Sie in der folgenden Liste die Punkte an, mit denen Sie sich für das Einstellen des Rauchens belohnen wollen. Sie können auch geeignete Ablenkungsangebote mit A und in Aussicht gestellte Belohnungen mit B markieren.

Fragebogen

**Arsenal zur
Ablenkung (A) und Belohnung (B)**

	A	B
▶ Illustrierte / Buch lesen	☐ A	☐ B
▶ Reisepläne / Urlaubspläne machen	☐ A	☐ B
▶ Ausflug / Reise unternehmen	☐ A	☐ B
▶ Museum / Bibliothek besuchen	☐ A	☐ B
▶ Musik hören / Radio einschalten	☐ A	☐ B
▶ Entspannt sitzen / Wolken nachschauen	☐ A	☐ B
▶ Stadtbummel / Geschäftsbummel machen	☐ A	☐ B
▶ Geschenke kaufen / Jemanden beschenken	☐ A	☐ B
▶ Geschenke herstellen / Reparieren	☐ A	☐ B
▶ Umgestaltung des eigenen Zimmers / der Wohnung	☐ A	☐ B
▶ Vorträge / Veranstaltungen besuchen	☐ A	☐ B
▶ Spazieren gehen / Fahrrad fahren	☐ A	☐ B
▶ Kinobesuch / Fernsehen	☐ A	☐ B
▶ Kartenspiel / Gesellschaftsspiele machen	☐ A	☐ B
▶ Kreuzworträtsel lösen	☐ A	☐ B
▶ Duschen / Bad nehmen	☐ A	☐ B
▶ Singen / Chorsingen / Musik machen	☐ A	☐ B
▶ Mit Freunden zusammensein / Diskutieren	☐ A	☐ B
▶ Legere Kleidung / Neue Kleidung tragen	☐ A	☐ B
▶ Zum Friseur gehen / Frisieren / Schminken	☐ A	☐ B
▶ Feier / Picknick organisieren	☐ A	☐ B
▶ Fotografieren / Malen / Zeichnen	☐ A	☐ B
▶ Mit Kindern / Enkeln zusammensein	☐ A	☐ B
▶ Bekannte besuchen / Telefongespräche führen	☐ A	☐ B
▶ Stricken / Häkeln / Sticken / Nähen	☐ A	☐ B
▶ Sich ausruhen / Lange schlafen	☐ A	☐ B
▶ Schmusen / Zärtlich sein / Tanzen	☐ A	☐ B

Ablenkung (A) und Belohnung (B)

- Jemandem die Meinung sagen / Eigensinnig sein ☐ A ☐ B
- Hausarbeiten / Gartenarbeiten erledigen ☐ A ☐ B
- Eine neue Aufgabe beginnen ☐ A ☐ B
- Ein Restaurant besuchen / Kaffee / Tee trinken ☐ A ☐ B
- Tischtennis / Ball spielen ☐ A ☐ B
- Barfuß laufen / Schwimmen ☐ A ☐ B
- Konzert / Theater besuchen ☐ A ☐ B
- Tagebuch schreiben ☐ A ☐ B
- Eine Pflanze / Blume anschauen / riechen ☐ A ☐ B
- Mit Haustieren / Stofftieren spielen ☐ A ☐ B
- Menschen / Tiere beobachten ☐ A ☐ B
- Briefe / Karten schreiben ☐ A ☐ B

Um Ihre Rauchfreiheit zu feiern, können Sie sich eine der von Ihnen markierten Selbstbelohnungen gönnen. Wenn Sie Ihre Gedanken vom Thema Rauchen ablenken möchten, können Sie eine der angekreuzten Ablenkungsmöglichkeiten in die Tat umsetzen.

Sogar in der Sekunde akuter Rückfallgefahr können Sie das Gelernte anwenden. Falls jemals eine solche Gefährdung auftauchen sollte, legen Sie zwei Gedenkminuten ein und sagen Sie sich: «Ich warte jetzt zwei Minuten und nutze diese Zeit, um über die Gründe nachzudenken, die mich zum Rauchen verleiten wollen.»

Zwei entscheidende Minuten

Nach spätestens zwei Minuten kennen Sie die Gründe und erkennen, daß Rauchen zu keiner Lösung führt. Also wählen Sie eine herzgesunde Alternative.

Erleben Sie die positiven Wirkungen Ihrer Rauchfreiheit: Sie fühlen sich gelöster, freier, selbständiger. Sie können das Leben freier gestalten und mehr auskosten. Genießen Sie aktiv Ihre Rauchfreiheit!

Herzgesunde Ernährung

So essen Sie nach Herzenslust

«Ihr Cholesterinspiegel ist viel zu hoch! Ich rate Ihnen, sofort auf eine Herzschonkost umzusteigen, die weniger Fett enthält. Zudem können Sie damit auch gleich Ihr Übergewicht abbauen», teilt der Arzt dem Abteilungsleiter eines Großraumbüros mit.

Der Abteilungsleiter ist ein wenig ratlos. Was darf er jetzt noch essen? Muß er nun auf all seine Lieblingsspeisen verzichten? Und was passiert, wenn er es nicht schafft?

Das sind Gedanken und Befürchtungen, mit denen sich viele Betroffene nach dem Herzinfarkt auseinandersetzen müssen. Aufklärung tut Not, denn nur, wer versteht, warum und wie er seine Kost umstellen soll, ist motiviert, etwas zu ändern.

Essen nach Herzenslust?

Wer nach Herzenslust ißt und darunter den Genuß ohne Grenzen versteht, liegt mit diesem Gedanken sicherlich nicht richtig. Wenn man jedoch der ursprünglichen Bedeutung dieser Redewendung folgt, so ist damit gemeint: Essen Sie das, was Ihrem Herzen gut tut.

Wie eine herzgesunde Ernährung aussehen kann, zeigt dieses Kapitel. Zuvor erfahren Sie Wissenswertes zum Begriff «Cholesterin».

Welche Rolle der erhöhte Cholesterinspiegel für die Entwicklung einer koronaren Herzkrankheit spielt, haben Sie bereits im Kapitel «Von den Risikofaktoren zu den Schutzfaktoren» erfahren. Wer dieses Problem mit Hilfe von Medikamenten in den Griff zu bekommen versucht, nimmt neben den hohen Kosten auch die unerwünschten Wirkungen in Kauf und ist auf eine langfristige Einnahme dieser Mittel angewiesen. Ob Tabletten die gewünschte

Wirkung haben können, sei dahingestellt. Wer sichergehen will, langfristig effektive Maßnahmen zu ergreifen, sollte an den eigentlichen Ursachen ansetzen. Und diese Ursachen liegen im Überstreß, mangelnder Bewegung und falscher Ernährung.

> Zur grundlegenden Veränderung des Cholesterinspiegels gehören: der Abbau von Überstreß, herzgesunde Bewegung und herzgesunde Ernährung.

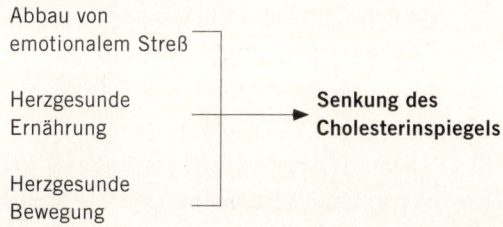

Abb. 10: Wie der Cholesterinspiegel beeinflußt werden kann

Die Erfolge einer herzgesunden Lebensweise, bei der u. a. die Ernährung eine bedeutende Rolle spielt, konnte Ornish (1994) in einer Studie mit Herzpatienten nachweisen: die Studienteilnehmer waren langfristig in der Lage, ihre Cholesterinwerte zu senken sowie Ablagerungen an den Gefäßwänden abzubauen und erneute Ablagerungen zu verhindern.

Das Cholesterin ist ein im Körper vorkommendes Fett. Bei vielen Herzinfarktbetroffenen liegt ein stark erhöhter Cholesterinspiegel vor, der als Risikofaktor für das Herz gilt. Eine Möglichkeit, diesen Spiegel zu senken, ist eine möglichst fettreduzierte und cholesterinarme Ernährung. Dabei ist jedoch zu beachten, daß Cholesterin in einer bestimmten Menge im Körper vorhanden sein muß, da es z. B. zum Aufbau der Zellmembranen benötigt wird und bei der Produktion von Hormonen eine wichtige Rolle spielt. Während der Körper etwa 70 Prozent des Cholesterinbedarfs selbst herstellt, stammen die restlichen 30 Prozent aus der Nahrung, vor al-

Fettreduzierte und cholesterinarme Ernährung

lem aus Eiern, Milch, Käse und Fleisch. Aus dieser prozentualen Verteilung läßt sich zweifelsfrei ableiten, daß nicht nur die Cholesterinzufuhr über die Nahrung für den Cholesterinspiegel verantwortlich ist.

Das Cholesterin kann im Blut nur an Eiweiße gebunden transportiert werden. Die eiweißgebundenen Fette, die sogenannten Lipoproteine, kommen in verschiedenen Formen vor.

> Man unterscheidet Cholesterin geringer Dichte (LDL – Low Density Lipoprotein), Cholesterin sehr geringer Dichte (VLDL – Very Low Density Lipoprotein) und Cholesterin hoher Dichte (HDL – High Density Lipoprotein).

Das LDL beliefert die Zellen mit dem nötigen Baumaterial. Wenn das Angebot jedoch größer ist als der Bedarf, werden die Lipoproteine an den Wänden der Arterien abgelagert und tragen somit zur Verengung der Gefäße bei.

Überschüssige LDL und VLDL sind schädliche Cholesterine

Deshalb bezeichnet man sie auch als «schädliche» Cholesterine, da sie langfristig zur arteriellen Verengung beitragen. Das VLDL hat die Aufgabe, gespeicherte Fette zu den Muskeln zu befördern oder zu den Fettzellen zu bringen. Dort werden sie für den späteren Bedarf eingelagert. Bei Überangebot von VLDL wandelt die Leber das VLDL in LDL-Cholesterin um. Dies bedeutet wiederum Ablagerung von LDL an den Gefäßwänden.

HDL sind schützende Cholesterine

Demgegenüber ist das HDL-Cholesterin der «schützende» Anteil. HDL sucht überschüssiges Cholesterin in den Zellen und Arterien und bringt es zurück zur Leber, wo es entsorgt wird. Also: Zu viel LDL und letztlich auch VLDL verengen die Gefäße, während HDL überschüssiges Cholesterin entfernt und als das «gute» Cholesterin bezeichnet wird.

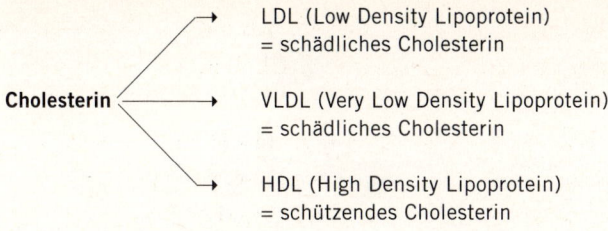

Abb. 11: Formen des Cholesterins

Hohe Cholesterinanteile sind in Fleisch, Wurst, Butter, Eigelb und viele Käsesorten enthalten. Pflanzliche Nahrungsmittel enthalten meist deutlich weniger Cholesterin.

Eine herzgesunde Nahrung enthält grundsätzlich wenige cholesterinhaltige Nahrungsmittel. Zudem sollen Nahrungsmittel bevorzugt werden, die den LDL-Wert erniedrigen bzw. den «guten» HDL-Wert erhöhen. Grundsätzliches Prinzip ist hier: eine mehr pflanzliche Ernährung ist herzgesünder als eine Kostform, in der viele tierische Fette enthalten sind. Konkretere Hinweise zu einzelnen Nahrungsmitteln erhalten Sie bei den Erläuterungen zu den einzelnen Nährstoffen.

Pflanzliche Kost ist günstiger als tierische Kost

Wie setzt sich nun eine herzgesunde Kost zusammen und welche Nährstoffe spielen dabei eine besondere Rolle?

Eine herzgesunde Ernährung läßt sich am besten mit Hilfe einer Ernährungspyramide veranschaulichen (s. Abb. 12 auf S. 128).

Die Pyramide besteht aus insgesamt vier Bausteinen. Die zwei unteren Bausteine bilden die Kohlenhydrate. Sie sollten 60 bis 70 Prozent der täglichen Nahrung ausmachen. Es handelt sich dabei um komplexe, ballaststoffreiche Kohlenhydrate wie Kartoffeln, Getreide, Vollkornprodukte, Reis, Gemüse, Hülsenfrüchte und Obst. Der Baustein drei besteht aus Eiweißen. Etwa 10 bis 15 Prozent unserer Nahrungsaufnahme sollte aus Proteinen bestehen. Herzinfarktbetroffene können ihren Eiweißbedarf mit wenig Fisch, fettreduzierten Milchprodukten und vor allem mit pflanzlichen Nah-

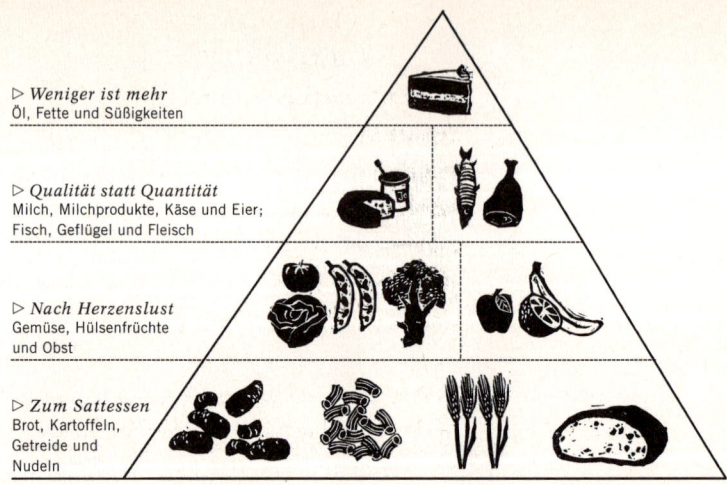

Abb. 12: Herzgesunde Ernährungspyramide

rungsmitteln, z. B. mit Sojaprodukten, Getreide usw. decken. Den vierten Baustein an der Spitze der Pyramide bilden die Fette und Öle. Sie sollten einen Anteil von 20 Prozent in der täglichen Nahrung nicht überschreiten.

Kalorien und Kilokalorien als gängige Maßeinheiten

Bei der unterschiedlichen Gewichtung der einzelnen Nährstoffe wird auch die unterschiedliche Kalorienanzahl berücksichtigt. Kalorien bzw. Kilokalorien sind die gängigen Maßeinheiten für die aufgenommene Nahrungsenergie. 1978 wurde eine neue Maßeinheit eingeführt, die sich jedoch bislang nicht voll durchsetzen konnte, und zwar «Joule» (J) bzw. «Kilojoule» (kJ). In der Umgangssprache verwendet man beide Begriffe meist mit den Kurzbezeichnungen Kalorien oder Joule. Da heute beide Maßeinheiten benutzt werden, sollten Sie die Umrechnungsformel kennen. Sie lautet: 1 kcal = 4,18 kJ oder abgerundet 1 kcal = 4 kJ. Der tägliche Verbrauch an Kalorien bzw. Joule ist bei jedem Menschen unterschiedlich und richtet sich u. a. nach dem Alter, dem Geschlecht, dem Stoffwechsel, der täglichen Bewegung und der Art der Arbeit. Wird der tägliche Kalorienbedarf bei der Nahrungsaufnahme überschritten, kommt es zu «Kaloriendepots» und zur Gewichtszunahme. Die einzelnen Nährstoffe haben unterschiedlich hohe Kalorien- bzw. Joulewerte. Wenn Sie sich die wichtigsten Werte einprägen, können Sie diese bei der täglichen Nahrungsaufnahme berücksichtigen.

1g Fett → 9 Kilokalorien / 38 Kilojoule
1g Kohlenhydrate → 4 Kilokalorien / 17 Kilojoule
1g Eiweiß → 4 Kilokalorien / 17 Kilojoule
1g Alkohol → 7 Kilokalorien / 30 Kilojoule

In der Ernährungspyramide (s. Abb. 12) sind die unterschiedlichen Kalorien- bzw. Joulewerte der Nährstoffe berücksichtigt. Sie enthält vor allen Dingen Hinweise für eine gesunde, ausgewogene Ernährung. Herzinfarktbetroffene und Menschen mit einer koronaren Herzerkrankung sollen die Gewichtungen beachten, die im folgenden bei der Darstellung der einzelnen Nährstoffe noch näher erläutert werden sollen.

Fette

Neben den Kohlenhydraten ist Fett der wichtigste Energielieferant für den Körper. Das heißt jedoch nicht, daß es in großen Mengen zuträglich wäre. Im Gegenteil: man hat festgestellt, daß der Fettanteil der Nahrung mit über 40 Prozent bei den meisten Menschen viel zu hoch ist und zu Schäden u. a. in den Gefäßen führt. Die Menschen nehmen im Verhältnis zu ihrer meist geringen körperlichen Aktivität viel zuviel Fett zu sich.

Zudem enthält 1 Gramm Fett den höchsten Kaloriengehalt, und zwar 9 Kilokalorien / 38 Kilojoule. Im Vergleich dazu enthalten 1 Gramm Kohlenhydrate oder Protein nur 4 Kalorien / 17 Joule. Die Folge ist, daß Fett für den Körper zum stärksten Energiespeicher wird und das Abnehmen oder Gewichthalten erschwert.

1g Fett enthält 9 Kilokalorien oder 38 Kilojoule

Alle Fette bestehen aus drei Substanzen mit jeweils unterschiedlichen Anteilen: den gesättigten, einfach ungesättigten und mehrfach ungesättigten Fettsäuren.

Fettart	Gesättigte Fettsäuren	Einfach ungesättigte Fettsäuren	Mehrfach ungesättigte Fettsäuren	Bewertung
Rapsöl	0,8 g	7,8 g	4,4 g	Herzgesund
Distelöl	1,2 g	1,6 g	10,1 g	Herzgesund
Sonnenblumenöl	1,4 g	6,2 g	5,5 g	Herzgesund
Maiskeimöl	1,7 g	3,4 g	7,9 g	Herzgesund
Olivenöl	1,9 g	9,8 g	1,2 g	Herzgesund
Soft-Margarine	1,8 g	4,8 g	3,9 g	Herzgesund
Sojaöl	2,0 g	3,2 g	7,9 g	Herzgesund
Margarine	2,1 g	5,1 g	3,6 g	Bedingt herzgesund
Butter	7,1 g	3,3 g	0,48 g	Nicht herzgesund

Tabelle 4: Anteile an Fettsäuren in 1 Eßlöffel Öl

> Gesättigte Fettsäuren findet man vor allem in allen tierischen Fetten wie Butter, Schmalz, Schlagsahne, aber auch in Pflanzenfetten wie Kokosöl, Palmkernöl und in allen gehärteten Fetten. Sie heben den Cholesterinspiegel und gefährden mittelfristig die Gefäße. Herzinfarktbetroffene sollten Lebensmittel mit einem hohen Anteil an gesättigten Fettsäuren nur in geringen Maßen zu sich nehmen bzw. meiden. Empfohlen werden Produkte mit einem geringen Fettgehalt, z. B. fettreduzierte Milch oder Joghurt.

> Einfach ungesättigte Fettsäuren kommen im Oliven- und Erdnußöl, Rapsöl (s. Tab. 4), aber auch in Nüssen, Oliven und Avocados vor. Obwohl sie zu den «guten» Fetten gehören, bei deren Aufnahme der Blutcholesterinspiegel nicht steigt, sollten Herz-

infarktbetroffene nur einen geringen Anteil an ungesättigten Fetten aufnehmen, zumal jedes Fett einen hohen Kalorienwert hat.
- Mehrfach ungesättigte Fettsäuren sind besonders in Distelöl, Maiskeimöl, Rapsöl und Sojaöl enthalten. Auch diese Fettsäuren zählen zu den gesünderen unter den Fettsäuren.

Zu den mehrfach ungesättigten Fettsäuren zählen auch die Omega-3-Fettsäuren. Vielleicht ist Ihnen in Ihrer Bäckerei schon einmal das Schild «Omega-3-Brot» mit dem Emblem der «Deutschen Herzstiftung» aufgefallen. Dieses Schild soll auf besonders herzverträgliches Brot hinweisen, das von der Deutschen Herzstiftung empfohlen wird. Es enthält entweder weniger schädliches Cholesterin oder ist besonders reich an Omega-3-Fettsäuren. Forschungsergebnisse zeigen, daß Omega-3-Fettsäuren ein wichtiger Bestandteil herzgesunder Kost sind. Sie tragen als mehrfach ungesättigte Fettsäuren u. a. dazu bei, den «schädlichen» LDL-Spiegel im Blut zu senken, die Bildung von Blutgerinnseln zu reduzieren und das Immunsystem zu stärken.

Omega-3-Fettsäuren als wichtiger Bestandteil herzgesunder Kost

Omega-3-Fettsäuren sind z. B. enthalten in: Vollgetreide, Bohnen, Fischtran, Meeresalgen, Sojaprodukten. Trotz der positiven Funktion dieser Fettsäuren sollte der Verzehr von Fisch nur in Maßen (ca. ein- bis zweimal wöchentlich) erfolgen, da Fisch auch gesättigte Fette bzw. ungünstige Cholesterine enthält. Unproblematisch sind die pflanzlichen Omega-3-Fettsäuren in Rapsöl, Sojaöl oder anderen Sojaprodukten.

> Grundsätzlich sollten Sie Produkte mit einem hohen Gehalt an ungesättigten Fettsäuren und einem niedrigen Gehalt an gesättigten Fettsäuren bei der Zusammenstellung Ihrer Nahrung bevorzugen.

Die tägliche Fettaufnahme sollte 20 Prozent der Nahrung nicht überschreiten. Ornish (1998) rät Menschen mit einer koronaren Herzerkrankung sogar zu einer weiteren Reduzierung auf 10 Prozent.

Wer in einem ersten Schritt den Gesamtfettgehalt seiner Nahrung auf 20 Prozent reduzieren will, sollte täglich nicht mehr als 60 g Fett zu sich nehmen. Dabei könnten ca. 20 g auf gesättigte Fette fallen (z. B. ein bis zwei gestrichene Eßlöffel Pflanzenmargarine) und 20 g auf ungesättigte Fettsäuren (z. B. ein bis zwei Eßlöffel hochwertigen Pflanzenöls). Die restlichen 20 g beinhalten die versteckten Fette, die oft am schwersten zu erkennen sind, da sie z. B. in Soßen, Milch, Wurst, Nüssen, Käse usw. enthalten sind. Denken Sie daran: es sind nicht die Kartoffeln, die ungesund sind oder dick machen, sondern die Sahnesoße und das Fleisch, das Sie zu den Kartoffeln essen!

Vorsicht Fettpillen

Zum Schluß der Überlegungen zu den Fetten noch ein paar Worte zur sogenannten «Fettpille», die seit kurzem auf dem Markt ist und den Übergewichtigen wahre Wunder verspricht. Sie beinhaltet den Wirkstoff «Orlistat», der im Körper die Enzyme blockiert, die im Dünndarm das Fett verdauen sollen. Die nicht verdauten Fette werden in Form eines «Fettstuhls» wieder ausgeschieden. Auf den ersten Blick erscheint dieses Mittel als Wunderpille zum Abnehmen mit Erfolgsgarantie. Bei kritischer Betrachtung fallen jedoch die Nachteile in die Waagschale: 1. meist negative Nebenwirkungen, 2. hohe Kosten, 3. keine Umstellung der Ernährungsgewohnheiten und 4. nach Absetzug des Medikamentes erneute Gewichtszunahme.

Eiweiße (Proteine)

Eiweißstoffe dienen dem Aufbau der Körperzellen. Proteine bestehen aus Aminosäuren, die nur teilweise vom Körper selbst gebildet werden können. Jeder Mensch ist darauf angewiesen, sie mit der Nahrung aufzunehmen. Man benötigt davon jedoch nur eine geringe Menge täglich (s. Abb. 12: «Herzgesunde Ernährungspyramide»). Es sind allerdings nur Nahrungsmittel, die sogenannte «essentielle» Aminosäuren enthalten, für eine gesunde Ernährung wichtig. Zu diesen hochwertigen Eiweißlieferanten gehören vor allem Milch- und Fleischprodukte, die aber wegen ihres hohen Cholesteringehalts nur in geringen Mengen gegessen werden sollen. Sie sollten die tägliche Aufnahme von tierischen Eiweißprodukten auf eine Tasse Magermilch oder fettfreien Joghurt beschränken. Zum Frühstück können Sie zum Beispiel Haferbrei oder Frühstücksflocken mit Magermilch oder Joghurt essen. Es wird empfohlen, vor allem pflanzliche Nahrungsmittel zu bevorzugen, von denen jedoch nur Sojabohnen alle notwendigen Eiweißbausteine (Aminosäuren) enthalten.

Fachleute haben Sojaprodukte im Ernährungsplan als besonders wichtig herausgestellt. Bei der Sojabohne handelt es sich um eine Hülsenfrucht, die sich aus den folgenden Bestandteilen zusammensetzt: Hochwertiges Eiweiß, viele wertvolle Ballaststoffe, Vitamine A, E, B_1, B_2, Mineralstoffe Kalium, Calcium, Magnesium und Eisen, cholesterinsenkende Pflanzenstoffe und Omega-3-Fettsäuren. Sie können sie als Nahrung in Form von Sojabohnenkeimlingen (Sojasprossen und Mungobohnen), als Tofu, Sojamilch oder als Öl zu sich nehmen.

Sojaprodukte sind in herzgesunder Kost unverzichtbar

> Reduzieren Sie die Aufnahme tierischer Eiweiße, beschränken Sie sich auf etwas fettarme Mich und Joghurt. Bevorzugen Sie pflanzliche Eiweißträger wie z. B. Getreide, Hülsenfrüchte und insbesondere Sojaprodukte.

Kohlenhydrate

Den größten Anteil an einer herzgesunden Kost sollen die Kohlenhydrate einnehmen, und zwar ca. 60–70 Prozent. Den Grundbaustein dieses Nährstoffes bilden die Zuckermoleküle, die in einfacher oder doppelter Form (Einfachzucker, Doppelzucker) oder in komplexer Form (Vielfachzucker) in der Nahrung vorkommen. Zu den ersteren zählen Fruchtzucker, Haushaltszucker und Zuckerprodukte wie Süßigkeiten. Zu den Vielfachzuckern zählen alle komplexen Kohlenhydrate wie Getreide, Obst, Gemüse und Hülsenfrüchte.

Alle Kohlenhydrate werden im Körper zu Traubenzucker umgewandelt und stellen wichtige Energiequellen dar. Einfach- und Doppelzucker gehen schnell ins Blut über; der Blutzuckerspiegel steigt schnell an. Daraufhin schüttet der Körper Insulin aus, das den Zucker im Blut kurzfristig abbaut. Der Blutzuckerspiegel sinkt nach kurzer Zeit wieder, was beim Betroffenen zu Hungergefühlen führt. Einer kurzfristigen Leistungssteigerung folgen schnell Ermüdungsgefühle.

Komplexe Kohlenhydrate bevorzugen

Bei den komplexen Kohlenhydraten braucht der Körper längere Zeit, um sie in Zuckermoleküle zu zerlegen. Dadurch bleibt der Blutzuckerspiegel über einen längeren Zeitraum konstant und sinkt erst langsam wieder.

Die unverdaulichen Bestandteile der komplexen Kohlenhydrate bezeichnet man als Faser- oder Ballaststoffe. Sie werden vom Körper nicht weiter verarbeitet und unverdaut wieder ausgeschieden. Der Blutzuckerspiegel verändert sich kaum, er bleibt im optimalen Bereich. Sättigungsgefühle halten lange an und die Leistungsfähigkeit bleibt über längere Zeit erhalten. Die Gesamtkalorienzahl bei der Aufnahme von komplexen Kohlenhydraten ist im Vergleich zu Einfach- oder Doppelzucker wesentlich niedriger. Wer sein Gewicht reduzieren oder auch über längere Zeit hinweg konstant halten will, sollte seine Ernährung hauptsächlich auf komplexen Kohlenhydraten aufbauen. Hungergefühle stellen sich erst dann ein, wenn der Körper auch wirklich Nahrung benötigt.

Komplexe Kohlenhydrate, die reich an Ballaststoffen sind, können Sie in Form der folgenden Nahrungsmittel zu sich nehmen: Vollgetreide, Hülsenfrüchte, Obst und Gemüse. Wurden diese Kohlenhydrate industriell nachbehandelt, beinhalten sie weniger Ballaststoffe wie das beispielsweise bei raffiniertem Weißmehl (Type 405) der Fall ist.

Bei den Ballaststoffen unterscheidet man weiterhin zwischen löslichen und unlöslichen Faserstoffen. Unlösliche Faserstoffe (z. B. Weizenkleie) passieren den Darm sehr schnell und fördern die Verdauung. Lösliche Faserstoffe bewirken u. a., daß zum einen der Cholesterinspiegel sinkt und zum anderen der Blutzuckerspiegel über längere Zeit keinen besonderen Veränderungen unterliegt. Lösliche Faserstoffe sind enthalten in: Weizenkleie, Reiskleie, geschrotetem Hafer, Karotten, grünen Bohnen und Früchten.

> Eine Kost, die reich an komplexen Kohlenhydraten ist, enthält meistens (bei geringem Fettgehalt) auch wenig Kalorien. Der hohe Sättigungsgrad läßt Heißhungergefühle erst gar nicht entstehen und begünstigt langfristig eine Gewichtsabnahme.

Auf zuckerhaltige Nahrungsmittel brauchen Sie nicht vollständig zu verzichten. Sie sollten sie jedoch in Maßen und mit Genuß zu sich nehmen. Jedoch gilt auch hier: eine Götterspeise ist auf jeden Fall herzgesünder als ein cholesterinhaltiges Sahneeis.

Eine ausgewogene Kost, die viele komplexe Kohlenhydrate enthält, ist auch immer reich an Vitaminen. Welche Rolle einzelne Vitamine für die Herzgesundheit spielen, darüber ist sich die Forschung noch nicht ganz im klaren. Man vermutet eine positive Auswirkung aufs Herz insbesondere bei den folgenden Vitaminen:

- Beta-Carotin (die Vorstufe des Provitamin A): man unterstellt einen positiven Einfluß auf die koronare Herzerkrankung. Beta-Carotin ist z. B. in Karotten, Spinat, Grünkohl enthalten.
- Vitamin E: es ist wichtig für die Funktion der Blutgefäße; im Fettstoffwechsel bewahrt es die ungesättigten Fettsäuren vor der Zerstörung; Vitamin E ist z. B. in Sojaöl enthalten.
- Folsäure (Vitamin-B-Komplex): es ist u. a. wichtig für die Zellerneuerung und senkt den Bestand an schädlichen Eiweißstoffen. Folsäure ist z. B. in Weizenkeimlingen, Sojabohnen, Vollkornerzeugnissen, Kartoffeln, Milchprodukten enthalten.
- Vitamin C: es dient zur Stärkung des Immunsystems und trägt zur körperlichen und geistigen Leistungsfähigkeit bei. Vitamin C ist enthalten u. a. in Zitrusfrüchten, Kiwis, Paprika, Kartoffeln. Bei der Zubereitung der Speisen sollten Sie jedoch die Vitamine schonend behandeln, da sonst viele Vitamine zerstört werden.

Wer sich nach der in diesem Buch beschriebenen Form ernährt, braucht sich über Vitaminmangel oder Vitaminpillen keine Gedanken zu machen. Ausnahmen von dieser Regel sind u. U. Schwangere und Patienten nach einer langen schwächenden Erkrankung. Bei diesen Menschen können Vitaminpräparate zusätzlich zur Ernährung gute Dienste leisten.

Salz

Die meisten Menschen nehmen heute zuviel Salz zu sich: das gesalzene Frühstücksei, Suppen, Wurst, geräucherte Lebensmittel sowie das Salzgebäck am Abend sind nur einige Beispiele für salzhaltige Nahrungsmittel. Dazu kommt der Konsum vieler Fertig- oder Dosengerichte, die stets stark gesalzen sind (sogenannte versteckte Salze). Auch bei der Auswahl des Mineralwassers ist ein Blick auf den Natriumgehalt (= Salzgehalt) angebracht. Wählen Sie ein Mineralwasser mit einem geringen Natriumgehalt aus.

Bei gesunden Menschen sorgt der Körper selbst für ein Gleichgewicht von Salz und Wasser. Der Körper speichert ausreichend Wasser, um das Salz zu lösen und eine zuträgliche Salzkonzentration aufrecht zu erhalten. Wer jedoch unter Bluthochdruck, Herzinsuffizienz oder Nierenerkrankungen leidet, bei dem ist diese Regulation wahrscheinlich gestört und solche Menschen sollten auf jeden Fall auf eine salzarme Ernährung achten. Verzichten Sie auf salzhaltiges Gebäck und reduzieren Sie das Salz bei der Nahrungszubereitung.

Gewürze statt Salz

Die Alternativen sind Gewürze wie z. B. Schnittlauch, Petersilie, Basilikum, Dill oder auch Zitrone, Zwiebel und Knoblauch. Neben dem hohen Gehalt an Vitaminen haben sie wie Pfeffer oder Curry auch positive Auswirkungen auf den Stoffwechsel.

Koffein

Sind Sie ein leidenschaftlicher Kaffeetrinker? Dann sollten Sie sich überlegen, wie Sie Ihren täglichen Kaffeekonsum stark einschränken können.

Wenig oder gar keinen Kaffee

Während manche Ärzte zum Genuß in Maßen raten, schließt Ornish den Konsum von Stimulantien, dazu gehören neben Kaffee auch Nikotin und Amphetamine, also Aufputschmittel aller Art, aus einer herzgesunden Heildiät aus. Er führt im einzelnen vier Gründe an, die gegen den Genuß von Kaffee sprechen: 1. Kaffee erhöht das Risiko der koronaren Herzerkrankung, 2. Koffein kann die Häufigkeit und Schwere von Herzrhythmusstörungen steigern, 3. Koffein erhöht die innere Reizbarkeit und 4. während der Heildiät wird der Körper sensibler für die Wirkung des Koffeins.

Beim Verzicht auf den täglichen Kaffeegenuß stellen sich bei manchen Menschen vorübergehend Entzugssymptome ein. Sie fühlen sich eventuell müde und unkonzentriert oder leiden unter Kopfschmerzen. Nach drei oder vier Tagen gehen die Beschwerden jedoch zurück. Statt dessen nehmen Ausgeglichenheit und innere Ruhe zu. Eine herzgesunde Alternative stellt der Getreide-Kaffee dar, der jedoch geschmacklich nicht mit dem gewohnten Kaffee zu vergleichen ist. Bedenken Sie, daß Koffein auch in Cola, schwarzem Tee und Schokolade enthalten ist.

Alkohol

Beim Konsum von Alkohol scheiden sich die Geister. So äußern sich manche Herzspezialisten eher ablehnend und schließen den Genuß von ein bis zwei Glas Wein pro Tag während einer Heildiät aus. Sie weisen dabei auf mögliche Nebenwirkungen hin: Alkohol kann u. a. eine schädliche Wirkung auf den Herzmuskel ausüben, da Alkohol den herzschädlichen HDL3-Wert erhöht. Außerdem hat Alkohol einen hohen Kaloriengehalt (1 g enthält etwa 7 Kilokalorien).

Dagegen unterstreichen andere Forscher die positive, lösende Wirkung eines mäßigen Alkoholgenusses. Sie sind mit den Autoren der Meinung: gegen ein gelegentliches Glas Wein oder Bier ist nichts einzuwenden. Gesundheitsgefährdend ist eher der regelmäßige und übermäßige Genuß.

Ein Gläschen in Ehren

Alternative Getränke sind Kräutertees, Mineralwässer (sie enthalten viele wichtige Mineralstoffe wie z. B. Calcium, Kalium und Eisen), Fruchtsaftschorlen oder Gemüsesäfte. Besonders erwähnenswert ist an dieser Stelle Grüner Tee, da er u. a. Herz-Kreislauf-erkrankungen vorbeugt und den Blutzucker- und Cholesterinspiegel senkt. Nehmen Sie insgesamt mindestens 2 Liter Flüssigkeit täglich zu sich.

Restaurantbesuch

Genußvolles Schlemmen in Maßen

Auf den Besuch von Restaurants müssen Sie zukünftig nicht verzichten. Empfehlenswert ist z. B. die chinesische Küche, in der es oft Reis- oder Gemüsegerichte gibt. Zudem ist gegen ein gelegentliches genußvolles Schlemmen nichts einzuwenden, wenn Sie die oben aufgeführten Ernährungshinweise im Hinterkopf behalten.

Daß auch eine herzgesunde Küche phantasievoll und sinnenfreudig sein kann, zeigt beispielhaft der Koch-Künstler Franz Lauter in der Beschreibung seines Speisenangebots:

«Vegetarisches Paradies für Nichtfleischesser»
«Naturfrische Genialität aus Gemüsen»
«Gedicht von Tomaten und Orangen»
«Buntes Ensemble von Salaten»
«Sinnlichkeit aus Apfeltorte».

Das Motto zum genußvollen Essen lautet: «Atmen müssen wir das gleiche, essen nicht». Sinngemäß bedeutet das: Die Atemluft kann man sich selten aussuchen. Die Speisen kann man jedoch ganz bewußt auswählen.

So ernähren Sie sich herzgesund (Überblick)

- Herzgesunde Ernährung ist keine kurzfristige Diätmaßnahme, sondern Sie stellen Ihre Ernährung dauerhaft um.
- Achten Sie immer auf eine ausgewogene Ernährung, in der alle Nährstoffe in zuträglichen Mengen enthalten sind (vgl. Abb. 12: Herzgesunde Ernährungspyramide).

- Die Nahrung sollte reich an komplexen Kohlenhydraten und Ballaststoffen sein (z. B. Vollgetreide, Hülsenfrüchte, Reis, Gemüse, Obst). Rezepte zur herzgesunden Ernährung finden sich bei Ornish (1998).
- Reduzieren Sie Ihre Fettaufnahme auf 20 Prozent der insgesamt aufgenommenen Kalorien (bei hohem Blutfettspiegel auf 10 Prozent).
- Schränken Sie die Aufnahme von cholesterinreichen Nahrungsmitteln wie Eiern, Butter, Fleisch, Wurst, Käse stark ein. Dies betrifft auch die Aufnahme von gesättigten Fettsäuren (z. B. gehärtete Margarine, Sahne, Vollmilch). Beim Verzehr von Geflügel sollten Sie die fetthaltige Haut nicht essen.
- Meiden Sie versteckte Fette wie Soßen, Nüsse, Kuchen weitgehend.
- Verwenden Sie bei der Zubereitung der Speisen mehrfach ungesättigte Fettsäuren (z. B. Rapsöl).
- Nahrungsmittel mit Omega-3-Säuren-Anteil sind besonders herzverträglich (z. B. Omega-3-Brot, Sojaprodukte, Fisch in Maßen).
- Reduzieren Sie Ihren Konsum von Salz und Zucker.
- Reduzieren Sie Ihren Kaffeekonsum oder steigen Sie auf Getreidekaffee um.
- Halten Sie Ihren Alkoholkonsum in Maßen (z. B. gelegentlich 1 Glas Wein oder Bier).
- Notieren Sie sich den Kaloriengehalt der wichtigsten Nahrungsmittel auf einem Zettel, den Sie bei sich tragen.

Wenn Sie sich an diese Prinzipien halten, können Sie auf das Kalorien- bzw. Joulezählen verzichten. Wer sich in regelmäßigen Abständen wiegt, hat auf diese Weise auch immer eine Kontrollmöglichkeit. Wiegen Sie sich im Abstand von zwei bis drei Tagen und tragen Sie Ihr Gewicht in Pfund in ein Diagramm ein. Anschließend verbinden Sie die eingetragenen Punkte miteinander und Sie erhalten eine Gewichtskurve. Das Diagramm kann folgendermaßen aussehen:

Gewichtskurve zur Gewichtskontrolle

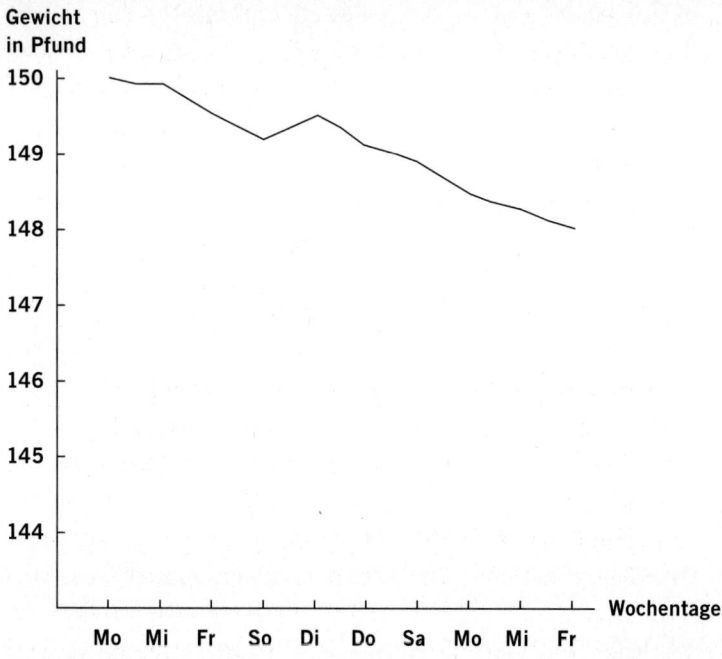

Abb. 13: Gewichtskurve

Falls Sie feststellen, daß Sie an zwei aufeinander folgenden Meßzeitpunkten eine deutliche Gewichtszunahme registrieren, sollten Sie sofort Gegenmaßnahmen ergreifen: Überlegen Sie in Ruhe, welche Ursachen für die plötzliche Gewichtszunahme verantwortlich sein könnten (mangelnde Bewegung, Einladungen zum Essen, seelische Konflikte). Versuchen Sie, diese Ursachen abzubauen, und reduzieren Sie Ihre tägliche Fettaufnahme vorübergehend auf 10 Prozent. Wenn Sie übergewichtig sind, sollte die Gewichtskurve langsam, aber stetig nach unten verlaufen. Ob Ihr Gewicht überhöht ist, erfahren Sie im nächsten Absatz.

Sie stellen sich jetzt die Frage: Welches Gewicht soll ich eigentlich erreichen? Gibt es ein bestimmtes Gewicht, das der Gesundheit zuträglich ist?

Früher glaubten die Wissenschaftler: Das Gewicht, das mit der größten Lebenserwartung einher geht, sei das Idealgewicht (nach Broca). Heute halten die meisten Ernährungswissenschaftler das Normalgewicht für ein besseres Orientierungsmaß. Ein gesundheitliches Risiko besteht, wenn das Normalgewicht (nach Broca) um mehr als 10 Prozent überschritten wird. Andere bevorzugen die Berechnung des Gewichtes nach dem Body-Mass-Index (BMI) und orientieren sich hier an dem sogenannten «Wohlfühlgewicht» (siehe unten).

Die Broca-Formel

Der französische Arzt Broca stellte eine Formel auf, mit der das Verhältnis von Gewicht und Körpergröße ermittelt werden kann. Gesundheitsförderlich ist das Normalgewicht. Es errechnet sich nach der Formel:

Körpergröße in cm - 100 = Normalgewicht

Ein Übergewicht liegt nach dieser Berechnung dann vor, wenn das Normalgewicht um mehr als 10 Prozent überschritten wird.

Beispiele: Ein Verkäufer wiegt bei einer Körpergröße von 179 cm 90 kg (179 − 100 = 79; 79 + 10 Prozent = 87; 90 − 87 = 3). Er hat 3 kg Übergewicht. Eine Bankangestellte wiegt bei einer Körpergröße von 168 cm 69 kg. Sie hat Normalgewicht.

Der Body-Mass-Index

In den USA richtet man sich seit einiger Zeit nach dem sogenannten «Wohlfühlgewicht», dem Body-Mass-Index. Darunter versteht man das Gewicht, bei dem sich ein Mensch besonders wohl fühlt und gesund ist. Die Formel lautet:

$$BMI = \frac{\text{Körpergewicht in kg}}{(\text{Körpergröße in m})^2}$$

Der BMI liegt zwischen 20 und 25 im Wohlfühlbereich.

Beispiel: Ein Herzinfarktpatient wiegt 87 kg bei einer Körpergröße von 1,80 m (87 : 1,80 = 26,8). Der Wert von 26,8 ist der Body-Mass-

Index. Mit dem Wert 26,8 liegt der Herzinfarktpatient über dem Wohlfühlbereich. Er sollte ca. 6 kg abnehmen, um einen BMI von 25 zu erreichen. Denn 81:1,80 ist 25.

An Hand dieser Aufstellung können Sie Ihr «Wohlfühlgewicht» ablesen.

> BMI-Kategorien:
> BMI 20 bis 25: Der Wohlfühlbereich, in dem auch die günstigsten Voraussetzungen für Ihre Gesundheit gegeben sind
> BMI 25 bis 30: Leichtes bis mittleres Übergewicht; eine Gewichtsabnahme wird aus gesundheitlichen Gründen empfohlen
> BMI über 30: Hohes Übergewicht; eine Gewichtsabnahme ist dringend erforderlich

Wenn Sie sich den Vorgang der Berechnung ersparen wollen, so schauen Sie in einer BMI-Tabelle nach und entnehmen Sie dort Ihren Index. Weitere Erläuterungen zum BMI erhalten Sie bei der Deutschen Gesellschaft für Ernährung (s. Anhang).

So erreichen und halten Sie Ihr Wohlfühlgewicht

Viele Wege führen zur schlanken Linie – zumindest dem ersten Anschein nach. Das Angebot von Schlankmachern reicht von umfangreichen Diätvorschriften über Medikamente, die Sättigungsgefühle vorgaukeln, bis hin zu Massagegeräten, die den Weg zur schlanken Linie weitgehend ohne eigenes Zutun versprechen.

Strenge Diäten oft erfolglos   Wer sich für eine bestimmte Diät entscheidet, verzichtet weitgehend auf Lieblingsgerichte und muß sich zwanghaft an bestimmte Vorschriften halten. Der Erfolg rechtfertigt zunächst auch die Mittel. Gerade am Anfang fallen die Pfunde recht schnell. Jedoch ist die Wirkung der meisten Diäten nur von kurzer Dauer. Bereits kurze Zeit nach Beendigung der Diät ist das Ausgangsgewicht wieder erreicht oder gar überschritten. Je größer der Erfolg, desto schneller kommt nach Jost (s. Literaturhinweise auf S. 185) der Rückschlag.

Dieses Phänomen bezeichnet man als Jo-Jo-Effekt. Er läßt sich folgendermaßen erklären: Während der Hungerperiode lernt der Körper bei abnehmendem Kalorienangebot, aus jedem Nahrungsmittel möglichst viele Nährstoffe herauszuziehen und für Notzeiten zu speichern. Bei der Rückkehr zur normalen Kost kann der Körper sich nicht sofort den neuen Gegebenheiten anpassen. Er entzieht der Nahrung weiterhin mehr Nährstoffe als nötig und speichert überschüssige Nahrung in den Fettzellen. Die Folge ist eine übermäßige Gewichtszunahme.

Bei der herzgesunden Kost handelt es sich jedoch nicht um eine vorübergehende Maßnahme, sondern um eine Umstellung der Ernährung auf Dauer. Sie führt unter Beachtung aller Prinzipien herzgesunder Ernährung dazu, daß Übergewicht langsam, aber stetig abgebaut und das erreichte Gewicht langfristig gehalten wird.

Dauerhafte Umstellung der Ernährung mit herzgesunder Kost

Bei vielen Menschen reicht jedoch eine Umstellung der Ernährung nicht aus. Dies liegt daran, daß die Ursachen für Übergewicht nicht nur in der falschen Ernährung liegen, sondern auch in falschen Eßgewohnheiten, in seelischen Problemen (z. B. Kummerspeck) und im Bewegungsmangel.

Ein ursachenorientiertes Konzept zum Abbau von Übergewicht, das die oben aufgeführten Bereiche berücksichtigt, hat die Verhaltenstherapie entwickelt. Unter der Bezeichnung «Abnehmen mit Vernunft» bietet es verschiedene Bildungseinrichtungen an.

Das verhaltenstherapeutische Modell

Das verhaltenstherapeutische Programm zum Abbau von Übergewicht setzt an den eigentlichen Ursachen von Übergewicht an und kann deshalb zu langfristigen Erfolgen führen. Die Ursachen liegen u. a. in falschen Ernährungsgewohnheiten, in seelischen Problemen und im Bewegungsmangel. Erst wenn diese Ursachen im einzelnen bekannt sind, ist es möglich, Veränderungsstrategien aufzustellen.

> Die Kombination von Ernährungsumstellung, Problembearbeitung und Bewegungsübungen führt langfristig zum herzgesunden Wohlfühlgewicht.

Falsche Ernährungsgewohnheiten
Ernährungswissenschaftler haben festgestellt, daß bestimmte Verhaltensweisen beim Essen und Trinken sowie verschiedene Einstellungen zum Essen beim einzelnen oft dazu führen, daß er nicht aus dem ursprünglichen Anlaß, z. B. Hunger oder Durst, Nahrung zu sich nimmt, sondern daß es viele andere Gründe gibt, die tagtäglich zum Mehressen verführen. Viele dieser Verhaltensweisen und Einstellungen sind im Laufe des Lebens erlernt worden und können wieder verlernt werden. Zunächst ist es wichtig, die Fehler im eigenen Verhalten und Denken zu entdecken.

Die täglichen Verführer zum Mehressen

Damit Sie selbst feststellen können, wo Ihre täglichen «Verführer» liegen, sollen Sie den nachfolgenden Fragebogen ausfüllen. Überprüfen Sie, welche Aussagen auf Sie zutreffen und welche nicht.

Fragebogen

Ungünstige Verhaltensweisen und Einstellungen beim Essen und Trinken	trifft zu	trifft nicht zu
➤ Ich esse oft sehr hastig und schnell.	☐	☐
➤ Oft kaue ich nur wenig und schlucke die Nahrung in großen Stücken hinunter.	☐	☐
➤ Ich esse zu unregelmäßigen Zeitpunkten.	☐	☐
➤ Beim Essen lese ich öfter Zeitung oder sehe fern	☐	☐

Ungünstige Verhaltensweisen und Einstellungen beim Essen und Trinken	trifft zu	trifft nicht zu
➤ Oft esse ich im Stehen.	☐	☐
➤ Auch wenn ich satt bin, greife ich noch einmal zu.	☐	☐
➤ Zu einer schönen Feier gehört, daß man viel ißt und Alkohol trinkt.	☐	☐
➤ Reste müssen stets aufgegessen werden.	☐	☐
➤ Wenn ich zum Einkaufen gehe, mache ich mir selten einen Einkaufszettel.	☐	☐
➤ Beim Bummel durch die Stadt verleiten mich oft verführerische Düfte zum Essen.	☐	☐

Zur Auswertung des Fragebogens genügt ein Blick auf die Aussagen, die Sie als zutreffend angekreuzt haben, um zu erkennen, wo bei Ihnen die Schwachstellen liegen.

Es gibt wahrscheinlich viele Anlässe, die zum Essen und Trinken führen oder die mit Essen verbunden sind, ohne daß sie Ihnen im einzelnen bewußt waren. Jetzt gilt es, entsprechende Veränderungsmaßnahmen festzulegen, die Sie in Zukunft beherzigen wollen.

➤ Legen Sie zuerst fest, wann genau Sie Ihre Mahlzeiten einnehmen wollen.

Schaffen Sie feste Zeitpunkte, zu denen Sie Ihr Frühstück, Mittagessen und Abendbrot und eventuell ein bis zwei Zwischenmahlzeiten mit Obst zu sich nehmen wollen. Zu anderen Zeitpunkten sollen Sie auf die Nahrungsaufnahme verzichten. Sagen Sie «nein», wenn Ihre Mitmenschen Sie außer der Reihe zu einem Stück Kuchen einladen wollen und begründen Sie Ihre Ablehnung. Die Zeiträume zwischen den Mahlzeiten sind wichtig, damit der Körper ausreichend Gelegenheit hat, die Nahrung vollständig zu verdauen und Ihnen vor der nächsten Mahlzeit signalisieren kann, daß er Hunger hat.

➤ Nehmen Sie jede Mahlzeit an einem vorher festgelegten Platz am Tisch ein.

Essen Sie stets im Sitzen. Nahrung, die im Stehen eingenommen wird, führt zu Verdauungsstörungen und beeinträchtigt den Genuß. Lassen Sie sich Zeit beim Essen und genießen Sie es. Sättigungsgefühle treten erst eine Weile nach Beginn der eigentlichen Nahrungsaufnahme auf. Wer zu schnell ißt, kann sie nicht wahrnehmen und ißt mehr als er zur Sättigung braucht. Die Folge sind Völlegefühle und eine unnötige Kalorienaufnahme.

➤ Konzentrieren Sie sich nur auf die Mahlzeiten.

Wenn Sie während des Essens Zeitung lesen, dann wird die Nahrungsaufnahme zur Nebensächlichkeit. Wer kann schon eine leckere Mahlzeit genießen, wenn die Nachrichten in der Zeitung oder der Krimi im Fernsehen gerade die volle Aufmerksamkeit auf sich lenken. Der eigentliche Genuß beim Essen und Trinken, der mit Gefühlen der Freude und Lust einher gehen soll, kommt zu kurz.

➤ Erstellen Sie vor jedem Einkauf eine detaillierte Einkaufsliste.

Viele Menschen lassen sich während ihres Einkaufs von besonders attraktiv erscheinenden Angeboten zum Kaufen verführen, so daß sie Nahrungsmittel einkaufen, die sie gar nicht benötigen. Wer vorher eine Einkaufsliste anfertigt, sollte beim Einkaufen nicht davon abweichen. Auch wenn es noch so gut riecht: während Ihres Einkaufs oder Stadtbummels wird nichts außer der Reihe gegessen. Eine Tasse Tee oder ein Glas Mineralwasser sind natürlich immer erlaubt und willkommen.

➤ Laden Sie Ihre Freunde zu einem geselligen Abend ein.

Ein üppiges Essen oder eine große Auswahl an alkoholischen Getränken sind keine unbedingten Voraussetzungen, die zum Gelingen eines gemütlichen Abends beitragen. Angeregte Gespräche oder Spiele sind oft gute und herzgesunde Alternativen.

➤ Reste müssen nicht aufgegessen werden.

➤ Viele Menschen haben in ihrer Kindheit gelernt, daß der Teller immer leer gegessen werden soll, auch wenn man bereits satt ist. Diese Einstellung begünstigt Übergewicht. Reste müssen nicht weggeworfen, sondern können auch aufbewahrt werden.

> Lassen Sie in Ihrer Wohnung keine Nahrungsmittel offen herumstehen.

Machen Sie sich das Leben nicht unnötig schwer, indem Sie z. B. Süßigkeiten herumstehen lassen. Eine Schale mit frischem Obst ist schon eher akzeptabel.

Es gibt also zahlreiche äußere Anlässe, die tagtäglich zum Essen verführen. Wenn Sie sich an die oben aufgeführten Richtlinien halten, haben Sie diverse Hilfen für den Alltag.

Wenn Essen zum Trost wird

Essen Sie manchmal, wenn es Ihnen nicht gut geht? Oder schlucken Sie Ärger mit einem Glas Bier hinunter?

Dann gehören Sie zu den Menschen, die oft Trost im Essen und Trinken suchen. Zunächst ist es auch bequem und einfach, sich mit Hilfe von lukullischen Genüssen zu trösten. Der Kummer wird nicht so stark gespürt, der Ärger wird überdeckt und Anspannungen lösen sich auf – zumindest auf den ersten Blick. Kurzfristig ist es vielleicht möglich, Kummer, Sorgen oder Probleme durch Essen zu überdecken oder zu verdrängen. Langfristig bleiben die Probleme bestehen, der Anlaß zum Ärgern ergibt sich von Neuem und die Überforderungsgefühle z. B. am Arbeitsplatz sind am nächsten Tag erneut zu spüren. Zudem führt dieses Verhalten langfristig dazu, daß Sie mehr essen als Sie benötigen. Die Folge ist eine Gewichtszunahme.

Damit Sie selbst feststellen können, in welchen Situationen Sie essen und trinken, um Ihr Wohlbefinden zu verbessern, lesen Sie die folgende Liste durch und kreuzen Sie die auf Sie zutreffenden Antworten an.

> Fragebogen

Ich esse gern, wenn …	Ja	Nein

- ich mich geärgert habe. ☐ ☐
- ich erschöpft von der Arbeit komme und mich entspannen möchte. ☐ ☐
- ich mit mir und der Welt unzufrieden bin. ☐ ☐
- ich großen Kummer habe. ☐ ☐
- ich traurig bin. ☐ ☐
- ich sehr aufgeregt bin. ☐ ☐
- ich mich langweile und nicht weiß, was ich machen soll. ☐ ☐
- ich mich unsicher fühle oder Angst habe. ☐ ☐

Die Aussagen, die auf Sie zutreffen, sind Ihre Problembereiche, die mit der Entstehung Ihres Übergewichts zusammenhängen. Das bedeutet, daß Sie Ihr Übergewicht nur dann langfristig abbauen können, wenn Sie Ihr Verhalten in diesen Bereichen ändern.

Gesunde «kalorienfreie» Alternativen

Entspannung und Problemlösung

Wenn Sie bei Anspannungen und Erschöpfungszuständen essen, bieten sich verschiedene Entspannungsverfahren wie Tiefmuskel-Entspannungstraining, Autogenes Training oder Hatha Yoga an. Hier finden Sie konkrete Übungen, die Sie gezielt einsetzen können, um Ihre Muskulatur zu lösen, ruhiger und gelassener zu werden. Mehr Informationen dazu finden Sie im Kapitel «So gelingt Ihnen Entspannung» ab Seite 94. Aber vielleicht haben Sie ganz persönliche Strategien, die Sie in Ihrer Freizeit zum Entspannen nutzen können: ein ausgiebiges Bad, ein langer Spaziergang im Grünen, das Lesen eines unterhaltsamen Buches oder ein schöner Sitzplatz im Garten oder Park.

Auch Ärger können Sie nicht aus der Welt schaffen, indem Sie

z. B. zu Süßigkeiten greifen. Wenn Sie mit Hilfe von Entspannungsübungen wieder ruhiger geworden sind, können Sie die eigentlichen Gründe für Ihren Ärger besser aufspüren und Wege finden, wie Sie ihn sinnvoller angehen können. Veränderungsansätze ergeben sich aus den jeweiligen Ursachen. Im Kapitel «So gelingt Ihnen das Streßmanagement» finden Sie ausführlichere Informationen und Strategien zu diesem Thema (ab Seite 71).

Auch Kummer und Sorgen lassen sich durch eine vermehrte Nahrungsaufnahme nicht überdecken. Oft ist es schwer, Probleme ohne die Mithilfe von Mitmenschen zu lösen. Wenden Sie sich an Ihren Partner, gute Freunde oder Bekannte, um mit ihnen über Ihre Sorgen zu sprechen. Allein das Mitteilen-Können von Sorgen führt meist schon zu einer ersten Entlastung. In vielen Fällen bewirkt ein ausführliches Gespräch bereits, daß Sie Ihr Problem aus einem anderen Blickwinkel sehen können und sich aus der veränderten Sicht neue Lösungswege ergeben. Wenn die seelischen Leiden sehr groß sind und Gespräche mit Mitmenschen nicht ausreichen, sollten Sie professionelle Hilfe in Anspruch nehmen.

Unsicherheit und Angst können mit Hilfe von gezielten Methoden abgebaut werden. Durch Entspannungsübungen können Sie Schritt für Schritt lernen, sich Situationen, in denen die Angst auftritt, zu stellen und sie angstfrei zu bewältigen. Im Kapitel «So nehmen Sie der Angst den Nährboden» finden Sie konkrete Techniken und Selbsthilfestrategien (ab Seite 47).

Das Erlernen gesunder «kalorienfreier» Alternativen gelingt nicht von einem Tag auf den anderen. Konzentrieren Sie sich bei der Veränderung Ihrer Probleme erst auf einen kleinen, ausgewählten Bereich. Erwarten Sie nicht, daß sich Erfolge innerhalb kurzer Zeit ergeben. Was Sie in vielen Jahren erlernt haben, läßt sich nicht von heute auf morgen verlernen.

Bewegungsmangel

Mangelnde Bewegung begünstigt Übergewicht, da der Grundumsatz an Kalorien niedrig liegt. Umgekehrt führt Übergewicht oft zu Bewegungsmangel. Denn wer zuviel auf die Waage bringt, bevor-

Körperliche Aktivität

zugt oft bewegungsarme Aktivitäten in seiner Freizeit wie z. B. Lesen oder Fernsehen. Dazu kommt, daß die meisten Menschen im Beruf eine überwiegend sitzende Tätigkeit ausüben. Wenn sie dann in ihrer Freizeit auch noch die Füße hoch legen, werden sie mit der Zeit immer träger und unbeweglicher.

Regelmäßige Bewegung kurbelt Stoffwechsel an

Auch wenn der Kalorienverbrauch bei einzelnen Tätigkeiten auf den ersten Blick relativ niedrig erscheint (bei einem einstündigen Spaziergang werden «nur» etwa 300 Kalorien verbraucht), so wirkt sich die regelmäßige Bewegung positiv auf den Stoffwechsel aus. Bewegungsfreudige Menschen haben grundsätzlich einen höheren Umsatz an Kalorien.

Der erste Schritt zur regelmäßigen Bewegung fällt vielen Menschen schwer und wird oft herausgezögert. Wie Sie es dennoch schaffen, Ihre Trägheit zu überwinden und Spaß an der Bewegung finden, erfahren Sie im nächsten Kapitel «Herzgesunde Bewegung» (ab Seite 152).

Sie sehen: Essen ist kein isolierter Vorgang zur Nahrungsaufnahme. Alle anderen Lebensbereiche spielen mit hinein und sind zu beachten. Der Mensch lebt nicht vom Brot allein, aber auch nicht allein von Luft und Liebe. Die gute Mischung ist für das Leben und für Ihre Herzgesundheit zuträglich.

Ayurveda – das älteste ganzheitliche Gesundheitssystem der Welt

Bereits im aus Indien stammenden Ayurveda wurde der Mensch aus ganzheitlicher Sicht gesehen. Die vor langer Zeit aufgestellten Prinzipien zur Gesundheitsvorsorge und Heilung von Krankheiten haben heute mehr denn je Gültigkeit. Ayurveda bedeutet übersetzt: das Wissen vom Leben. Ayurveda befaßt sich folglich mit allen Lebensbereichen. Als Ursachen von Erkrankungen gelten Störungen der Harmonie in Körper, Geist und Seele, die u. a. von täglichen Überanspannungen herrühren. Ziel ist es, Störungen zu beseitigen und den Einklang der drei Bereiche wiederherzustellen. Dazu soll der Mensch selbst aktiv beitragen. Der Ayurveda gibt Empfehlun-

Harmonisierung der Lebensbereiche

gen zur allgemeinen Hygiene und Gesundheitspflege, zum Panchakarma (Entgiftung des Körpers von Schadstoffen) und zum meditativen Yoga. Die ayurvedische Ernährung stellt einen zentralen Faktor der Gesundheitsvorsorge und Heilung von Krankheiten dar. Sie wird für jeden Menschen individuell abgestimmt und richtet sich nach den sogenannten Doshas «Vata, Pitta und Kapha». Die drei Doshas bezeichnen drei bioenergetische Prinzipien, die auch die Funktionen im Körper steuern. Vata bezeichnet das Bewegungsprinzip. Ein ausgewogenes Vata bedeutet für den Menschen Wachstum, Energie, Schnelligkeit und Kreativität. Pitta bezeichnet das Stoffwechsel- oder Energieprinzip. Ein ausgewogenes Pitta bedeutet optimale Verdauung, klaren Verstand und Zufriedenheit. Kapha ist das Strukturprinzip. Ein ausgewogenes Kapha sorgt für Stärke, Ausdauer, Widerstandskraft, Stabilität und Ausgeglichenheit. Befinden sich die Doshas im Ungleichgewicht, erhält der Betreffende gezielte Empfehlungen zur optimalen Ernährung und zur gesunden Lebensführung. Die Auswahl und Aufnahme ausgewählter Nahrungsmittel und Gewürze sollen u. a. den Stoffwechsel anregen, den Körper von Schadstoffen befreien und Heilungsprozesse in Gang setzen. Diese Vorgänge werden von Panchakarma unterstützt, einer umfassenden Entgiftungstherapie, sowie von speziellen Maßnahmen zur Gesundheitshygiene und Ernährung begleitet. Wenn Ihre Neugierde geweckt ist, können Sie bei der Deutschen Gesellschaft für Ayurveda (s. Anhang) nähere Informationen erfragen. Es lohnt sich, einmal über den eigenen Tellerrand zu schauen und sich näher mit diesem Gesundheitssystem zu befassen.

Ayurvedische Ernährung

Herzgesunde Bewegung

So überlisten Sie Ihre Bequemlichkeit

«Zwei Seelen wohnen ach in meiner Brust ...» leitet Goethe einen (dramatischen) Monolog ein. Jeder kennt die widerstreitenden Seiten in seinem Innern, die manchmal «herzzerreißend» sein können.

Innerer Dialog Geben Sie Ihren inneren Wünschen und Bedenken jeweils eine Stimme und lassen Sie beide einen Dialog führen. Im folgenden lesen Sie die Vorsätze und Bedenken einer Bankangestellten, deren innerer Dialog folgendermaßen ausfällt. Sagt die eine Stimme: «Hurra, endlich Wochenende! Du hast dir vorgenommen, dich heute zu bewegen. Los, setz dich auf dein Fahrrad und fahr eine halbe Stunde durch die Vorstadt!» – «Gute Idee, aber ich muß noch mit dem Auto zur Post fahren und im Supermarkt einkaufen. Heute habe ich keine Zeit», entgegnet die andere Stimme. «Das sagst du immer! Du kannst doch mit dem Fahrrad alles erledigen, dann brauchst du auch keinen Parkplatz zu suchen», argumentiert die erste Stimme. «Aber ich bin doch so müde! Die ganze Woche war so anstrengend. Viel Streß am Arbeitsplatz und Ärger obendrein. Ich bin viel zu erschöpft, um jetzt noch Fahrrad zu fahren», meint die andere. «Du findest immer Ausreden, um dich nicht zu bewegen. Denk doch an die schöne Fahrt durch den Park. Wenn du erst auf dem Fahrrad sitzt, dich von der Sonne wärmen läßt, die Natur genießt und die frische Luft einatmest, dann vergißt du Ärger und Sorgen und fühlst dich wieder frisch und lebendig. Und deinem Herzen tut es auch gut!» sagt die erste Stimme in überzeugendem Tonfall. «Na gut, du hast mich überredet», meint die Gegenstimme und stimmt der ersten zu.

Haben Sie manchmal auch zwei innere Stimmen, die das Für und Wider von guten Vorsätzen beleuchten? Welche Stimme hat bei Ihnen die überzeugenderen Argumente und gewinnt letztendlich den Dialog?

Es gibt eine Reihe von Gründen, die Menschen davon abhalten, sich zu bewegen. Auch noch so gute Vorsätze werden im letzten Moment über Bord geworfen, wenn gerade scheinbar wichtigere Argumente gegen die Bewegung sprechen. So wird der Zeitpunkt für den Beginn immer wieder verschoben, das schlechte Gewissen wird größer. Was sind das für Gründe, die Sie immer wieder davon abhalten, sich in Bewegung zu setzen? Es ist wichtig, sich mit ihnen näher zu beschäftigen, um sie entkräften zu können.

Im folgenden sind einige dieser Ausreden und Bedenken aufgeführt. Lesen Sie diese in Ruhe durch und überlegen Sie, welche auf Sie zutreffen.

Ausreden und Bedenken	trifft zu	trifft nicht zu
➤ Ich bin mir nicht sicher, ob Bewegung meinem Herzen gut tut.	☐	☐
➤ Ich meine, keine Zeit zu haben.	☐	☐
➤ Ich habe Angst, daß ich mich überfordere.	☐	☐
➤ Oft bin ich zu erschöpft und zu müde.	☐	☐
➤ Ich bin unsportlich.	☐	☐
➤ Ich kann mich nicht aufraffen.	☐	☐
➤ Etwas anderes ist mir wichtiger.	☐	☐
➤ Ich habe keine Lust, alleine loszuziehen.	☐	☐

Treffen einige dieser Bedenken auf Sie zu? Dann lesen Sie im folgenden nach, wie Sie diese Bewegungshindernisse aus dem Weg räumen können.

Welche Wirkungen hat Bewegung auf das Herz?

Regelmäßige Bewegung wirkt sich positiv auf Ihr seelisches und körperliches Wohlergehen aus, wenn sie dosiert erfolgt. Wie diese Bewegungsübungen im einzelnen aussehen und unter welchen Bedingungen sie stattfinden sollen, erfahren Sie in diesem Kapitel. Zunächst einmal geht es um die Frage, welche Effekte die Bewegung hat und unter welchen Bedingungen sie stattfinden soll.

Bewegung vermindert Ängste und schafft Selbstvertrauen

Im seelischen Bereich verschafft Ihnen Bewegung neue Antriebskraft und Lebensfreude, vermindert Unsicherheit und Angstgefühle und verleiht Ihnen neues Wohlbefinden. Je mehr Sie erfahren, daß Sie körperlich leistungsfähiger werden, desto größer wird Ihr Vertrauen in Ihren Körper. Beachten Sie jedoch, daß überzogener Ehrgeiz und Wettkampfverhalten die gegenteiligen Effekte nach sich ziehen. Ihr Herz profitiert nur von einem mit Freude durchgeführten Bewegungstraining, das in spielerischer Form stattfindet.

Sauerstoffaufnahme und Durchblutung des Herzens verbessern sich

Wenn Sie sich regelmäßig bewegen, zeigen sich positive Auswirkungen im Herz-Kreislauf-Bereich: die Sauerstoffaufnahme verbessert sich, der Herzmuskel wird besser mit Blut versorgt und der Blutdruck pendelt sich in einen optimalen Bereich ein. Regelmäßige Bewegung führt dazu, daß der Körper ökonomischer auf körperliche Belastungen reagiert und bei kleinsten Anstrengungen nicht sofort ermüdet. Man bezeichnet diese Effekte als funktionelle Anpassung. Regelmäßig dosierte Bewegung bedeutet zunehmende Schonung für das Herz.

Blutzucker und Blutfette werden gesenkt

Zudem kommt es zu einer Senkung von Blutzuckerspiegel und Blutfetten. Zusätzlich zu dem erhöhten Kalorienverbrauch während der Bewegung werden Stoffwechselprozesse gefördert, die eine langfristige Gewichtsabnahme bei Übergewichtigen gewährleisten.

Es gibt also genügend Argumente, die körperlichen Regulationen und das seelische Befinden zu verbessern. Herzgesunde Bewegung stellt eine der vier Säulen für ein herzgesundes Leben dar. Sie ist ein Schutzfaktor für Ihr Herz!

Angst vor Überforderung

Viele Herzinfarktbetroffene haben Angst, sich nach einem Herzinfarkt durch Bewegung zu überfordern. Diese Angst ist ernst zu nehmen und sollte nicht heruntergespielt werden.

Erst in einem schrittweisen Bewegungstraining, in dem langsam die Dauer und Intensität gesteigert werden, können Sie mit der Zeit Ängste abbauen. Sie können spüren, wie das Zutrauen in Ihren Körper von Tag zu Tag wächst. Da die Bewegungsbehandlung bereits im Krankenhaus im Rahmen der Frühmobilisation beginnt, lernen Sie in einem frühen Stadium nach dem Herzinfarkt langsam, aber stetig auf die Beine zu kommen und Ihr Herz Schritt für Schritt zu stärken. Während Ihrer Zeit in der Rehabilitationsklinik erfahren Sie, daß die unter Anleitung von Bewegungstherapeuten durchgeführten Übungen Ihr Selbstvertrauen und Ihre Zuversicht in den eigenen Körper zunehmend aufbauen. Nach und nach erleben Sie, daß Sie sich immer mehr zutrauen können.

Aktivitäten ausweiten

Im Laufe der Zeit entwickeln die meisten Betroffenen ein gutes Gefühl dafür, was sie sich im einzelnen zutrauen können und was nicht. Sie lernen, auf bestimmte Hab-acht-Signale (s. Seite 64) zu achten und mit entsprechenden Maßnahmen gegenzusteuern.

Ich habe keine Zeit

Die Bedeutung, die regelmäßige Bewegung für Ihr Herz hat, kennen Sie nun bereits. Wenn Sie immer noch meinen, daß Sie keine Zeit dafür haben, sollten Sie einmal überdenken, welche Termine wirklich wichtig sind und wo Sie Zeit einsparen können.

Dazu fertigen Sie einen Wochenplan an, in dem Sie alles aufschreiben, was Sie täglich tun und wie lange es jeweils dauert. So verschaffen Sie sich zunächst einen Überblick über Ihre täglichen Aktivitäten. Im nächsten Schritt überlegen Sie, ob Sie in Zukunft bestimmte Aktivitäten streichen, neu bewerten, neu strukturieren oder neu organisieren können. Vielleicht lassen sich manche Aufgaben auch rationalisieren, indem Sie z. B. nur an bestimmten Tagen

Freiräume für Bewegung schaffen

in der Woche zum Einkaufen gehen oder Post und Rechnungen nur am Wochenende erledigen. Ihre Kreativität und Ihr Ideenreichtum sind bei der Einsparung von Zeit natürlich besonders gefragt.

Um die Kontinuität und die Regelmäßigkeit Ihres Bewegungstrainings zu gewährleisten, sollten Sie in Ihren Wochenplan drei feste Zeitpunkte für Ihre körperlichen Aktivitäten einplanen.

Ich bin aber unsportlich

Nach dem Herzinfarkt oder einer Koronarerkrankung geht es nicht darum, Sportarten auszuüben, um bestimmte Leistungen zu erbringen. Eine besondere Geschicklichkeit oder Vorerfahrung ist für die meisten Bewegungsformen nicht erforderlich. Sportlicher Ehrgeiz ist sogar fehl am Platz, da dadurch Anspannungen und Druck erzeugt werden, die sich verengend auf die Gefäße auswirken.

Freude an der Bewegung

In erster Linie soll die Freude an der Bewegung im Vordergrund stehen. Erst dann zeigen sich die positiven Effekte auch. Zudem geht es um Bewegungsformen, die ein jeder durchführen kann. Sie brauchen weder zum Radfahren, zum Spazierengehen noch zum Schwimmen besondere Fähigkeiten. Suchen Sie sich Bewegungsarten aus, die Sie regelmäßig, eventuell alleine und bei jedem Wetter ausüben können.

Ich habe keine Lust, mich alleine zu bewegen.

Gehören Sie zu den Menschen, denen Bewegung erst Spaß macht, wenn sie in Gesellschaft stattfindet? Dann suchen Sie sich Partner, die das gleiche Interesse haben wie Sie.

Gemeinsame Bewegung macht mehr Spaß

Fragen Sie Ihren Lebenspartner oder Gleichbetroffene, ob sie sich Ihnen anschließen wollen. Beachten Sie, daß gesunde Menschen meist leistungsfähiger sind und Sie beim gemeinsamen Sport überfordern könnten. In einem solchen Fall ist ein informatives Gespräch vorher notwendig.

Eine organisierte Form herzgesunder Bewegung finden Sie in den ambulanten Koronargruppen. Dies sind Gruppen von Gleichbetroffenen, die unter Anleitung eines Übungsleiters ein gemeinsames Bewegungsprogramm (s. Seite 161 f) durchführen und dabei von einem Arzt medizinisch betreut werden. Ergänzt wird das wöchentlich durchgeführte Bewegungstraining meist von Vorträgen zu Themen der herzgesunden Lebensweise. Erkundigen Sie sich bei Ihrem Hausarzt, beim Sportverein oder bei der Deutschen Gesellschaft für Prävention und Rehabilitation von Herzkreislauferkrankungen (Adresse s. Anhang), ob eine ambulante Herzgruppe in Ihrer Nähe bereits existiert und wie Sie ihr beitreten können.

So macht Bewegung Spaß

Wenn Sie bereit sind, sich sportlich zu betätigen, die meisten Ihrer Bedenken beseitigt haben und sich freie Zeiträume in der Woche geschaffen haben, dann kann es losgehen!

Wenn Sie noch unsicher sind, welche Bewegungsform Sie auswählen wollen, können Sie Ihren Arzt zu Rate ziehen. Er kann Sie beraten, welche Bewegung für Sie persönlich in Frage kommt und wird Ihnen wahrscheinlich zu einer ambulanten Herzgruppe raten. Ausführlichere Informationen zum Arztgespräch erhalten Sie im Kapitel «So nehmen Sie der Angst den Nährboden» (s. S. 47).

Nachdem Sie erfahren haben, welche Bewegungsformen für Ihr Herz unbedenklich sind, können Sie diejenige auswählen, welche Ihnen Freude bereitet. Daß Bewegung weder kompliziert ist noch mit großen finanziellen Aufwendungen einher gehen muß, können Sie in der folgenden Liste herzgesunder Bewegungsformen erkennen.

Herzgesunde Bewegungsformen	Voraussetzungen	Hab-acht-Hinweise	Bewertung
Spazierengehen	Frei von Gelenkbeschwerden	Überforderung bei zu langen Strecken	Herzgesund
Wandern	Spazierengehen ohne Beschwerden	Überforderung bei langen Strecken	Herzgesund
Walking	Wandern ohne Beschwerden	Überforderung bei zu schnellem Tempo	Herzgesund
Radfahren	Bei Steigungen absteigen	Sich überfordern	Herzgesund
Leichte Garten- oder Reparaturarbeiten	Nicht anstrengend	Kein Ende finden, Perfektionsstreben	Herzgesund
Hausarbeiten	Nicht anstrengend, keine Beschwerden	Überbeanspruchung	Bedingt herzgesund
Tanzen	Walking ohne Beschwerden, kein Tanzsport	Überforderung bei schnellen Tänzen	Bedingt herzgesund
Schwimmen	Kältereize tolerieren, bevorzugt im warmen Wasser (ab 28 °C)	Möglicher Leistungsdruck, hydrostatischer Druck	Bedingt herzgesund
Leichtes Lauftraining	Walking ohne Beschwerden im flachen Gelände	Überforderung bei zu schnellem Tempo	Bedingt herzgesund
Golfspielen, Kegeln	Keine Preßatmung	Überforderung bei Wettkampf	Bedingt herzgesund

Herzgesunde Bewegungsformen	Voraussetzungen	Hab-acht-Hinweise	Bewertung
Tennis spielen	Keine Preßatmung, keine Spurts	Leistungsehrgeiz, Überforderung bei Wettkampf	Eingeschränkt herzgesund

Tabelle 5: Herzgesunde Bewegungsformen auf einen Blick

Vielleicht sind Sie erstaunt, daß bereits Spazierengehen für das Herz sehr förderlich ist. Untersuchungen haben gezeigt, daß es für die Lebenserwartung eines Menschen keinen Unterschied macht, ob er täglich eine halbe Stunde spazierengeht oder mehrmals wöchentlich ein Lauftraining von vielen Kilometern zurücklegt. Die positiven gesundheitlichen Effekte sind die gleichen, das Risiko einer möglichen Überforderung ist beim Spazierengehen allerdings erheblich geringer. Beim streng dosierten Lauftraining stellen sich nach einiger Zeit bestimmte Trainingseffekte ein. So kehrt der Puls z. B. in relativ kurzer Zeit nach der Belastung in den Ruhezustand zurück. Spazierengehen oder andere leichte Bewegungsformen in regelmäßigen Abständen durchgeführt sind nicht an die speziellen Bedingungen des Lauftrainings gebunden, stellen jedoch bereits einen Schutzfaktor für Ihr Herz dar. In der ersten Woche fangen Sie mit 15 bis 20 Minuten an. Danach soll die Dauer des Spaziergangs täglich bei ca. 30 Minuten oder wenigstens dreimal wöchentlich bei einer Stunde liegen.

Falls Sie ein wenig mehr tun wollen, können Sie nach ein bis zwei Wochen Spazierengehen zum Walking übergehen. Unter Walking versteht man ein forciertes Gehen, das durch eine bestimmte Gehtechnik charakterisiert ist. Es genügt jedoch, wenn Sie ganz allmählich Ihr Gehtempo erhöhen, wobei Sie immer darauf achten sollen, ob es Ihnen Spaß macht und Ihrem Körper und vor allem Ihrem Herzen guttut. Wenn Sie Zeichen der Überforderung spüren, müssen Sie sofort Ihr Tempo etwas zurücknehmen.

Weitere herzgesunde Bewegungsalternativen haben Sie bereits erfahren: Wandern, Radfahren, Schwimmen, Golf spielen, Kegeln oder leichte Garten- oder Reparaturarbeiten im Haus. Beim Wandern und Radfahren sollten Sie vorerst das flache Gelände bevorzugen und bei bevorstehenden längeren Strecken vor Beginn Aufwärmübungen durchführen. Das gleiche trifft für das Walking zu. Wenn Bewegung bereits mit einer etwas größeren Anstrengung verbunden ist, müssen Sie sich also auf diese sportliche Aktivität vorbereiten, um nicht vorschnell zu ermüden oder am nächsten Tag die negativen Folgen in Form von Muskelkater zu spüren.

Die Erklärung für diese Effekte liegt in den zwei verschiedenen Möglichkeiten des Körpers zur Energieproduktion, im anaeroben und aeroben System. Das anaerobe nicht Sauerstoff verbrauchende System ermöglicht kurze, schnelle Energieschübe (z. B. Endspurt zum Zug). Dauert diese Anstrengung längere Zeit an, reagiert der Körper mit schneller Ermüdung und produziert diverse Abfallprodukte (z. B. Milchsäure). Muskelkater ist die Folge. Das aerobe, Sauerstoff verbrauchende System ist auf lange Zeit gesehen wirkungsvoller. Wer sich über längere Zeit hinweg bewegt, kann über dieses System erreichen, daß vermehrt sauerstoffreiches Blut zu den Muskeln fließt.

Vor anstrengenden Aktivitäten aufwärmen!

Dies bedeutet, daß vor jeder längeren, anstrengenderen Bewegung eine Aufwärmphase notwendig ist, damit der Körper während dieser Belastungszeit das anaerobe System nicht überfordert.

Bevor Sie starten, sollten Sie jedoch bestimmte Regeln beachten, die zur herzgesunden Bewegung gehören.

Regeln für herzgesunde Bewegung

➤ Nehmen Sie vor Ihren sportlichen Aktivitäten keine Mahlzeiten ein.
➤ Trinken Sie vorher keinen Alkohol.
➤ Führen Sie die Bewegung nicht unter Zeitdruck durch.
➤ Vermeiden Sie Leistungsehrgeiz und Wettbewerb.
➤ Ziehen Sie bequeme Kleidung an.
➤ Vermeiden Sie Bewegung bei extremen Wetter- oder Klimabedingungen (z. B. Hitze, Kälte, Hochgebirge).
➤ Trainieren Sie nicht, wenn Sie erkrankt sind (z. B. bei Erkältungen, Fieber oder Herz-Kreislauf-Beschwerden).

> Überanstrengen Sie sich nicht.

Sie haben während oder nach der Bewegung zwei Möglichkeiten, Überforderung zu erkennen:

Rede-Test: Sie sollten während der Bewegung in der Lage sein, sich mit Ihrem Partner zu unterhalten.

Subjektiver Belastungsgrad: Mit Hilfe der Borg-Skala können Sie die Stärke Ihrer Belastung bestimmen. Beachten Sie während der Bewegung auch Ihre Körpersignale. Wenn Sie z. B. Seitenstiche bekommen, verringern Sie Ihr Tempo.

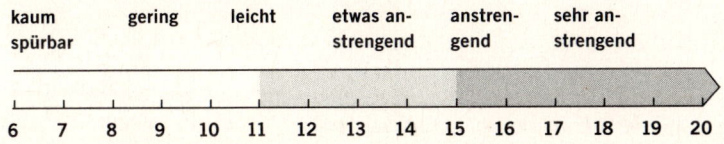

Abb. 14: Die Borg-Skala – zur Einschätzung des subjektiven Belastungsgrades

Ihre Selbsteinschätzung der Beanspruchung darf nicht über «anstrengend» hinausgehen. Die optimale Einstufung liegt zwischen 11 und 15. Wenn Ihre Einschätzung darüber liegt, lassen Sie das Bewegungstraining beim nächsten Mal langsamer angehen.

Besondere Beachtung sollten Sie Hab-acht-Signalen schenken, die während oder nach der Bewegung in Form von z. B. Kurzatmigkeit, Luftnot, Herzstichen, Herz-Kreislauf-Beschwerden oder Schwindelgefühlen auftreten. Lassen Sie die Bewegung sofort langsam ausklingen, suchen Sie sich eine Sitzgelegenheit zum Ausruhen oder setzen Sie sich auf den Boden. Dort können Sie sich mit Hilfe von Entspannungsübungen wieder erholen.

Bei Hab-acht-Signalen sofort Gegenmaßnahmen ergreifen

So sehen Bewegungsübungen aus

Der Ablauf der Bewegungsübungen soll drei Phasen umfassen:

Aufwärmphase (ca. 5 bis 10 Minuten)

Zum Schutz gegen Verletzungen und Muskelkater: Dehnübungen, Stretching, Übungen aus dem Hatha Yoga

Bewegungsübungen (ca. 30 bis 40 Minuten)
Gehen, Walking, Radfahren, leichtes Laufen
Abkühlphase (ca. 10 Minuten)
Fortsetzung der Bewegung in verlangsamter Form; Wiederholung der Dehn- und Stretching-Übungen aus der Aufwärmphase.

Die Aufwärmphase ist sehr wichtig, da Sie durch die Dehnübungen Ihr aerobes System im Körper in Anspruch nehmen und eine ausreichende Sauerstoffzufuhr der Muskulatur gewährleisten.

Beispiele für Aufwärmübungen:
- Legen Sie sich flach auf den Rücken. Ziehen Sie abwechselnd das rechte oder das linke Knie mit beiden Händen zur Brust.
- Stellen Sie sich hin und stützen Sie sich z. B. an einer Stuhllehne mit der linken Hand ab und versuchen Sie, mit der rechten Hand den rechten Fuß zu umfassen und nach hinten an Ihren Körper zu drücken. Das gleiche wiederholen Sie mit dem linken Fuß.
- Lehnen Sie sich mit den Unterarmen frontal gegen die Wand und legen Sie Ihren Kopf auf Ihre Unterarme. Stellen Sie das rechte Bein angewinkelt auf und versuchen Sie, das linke Bein gerade nach hinten durchzudrücken; wechseln Sie die Beinstellung und wiederholen Sie die Übung.

Neben der Aufwärmphase ist auch die Abkühlphase wichtig, damit Ihre Herzfrequenz nach den Bewegungsübungen allmählich abnimmt und ihre normale Frequenz erreicht. Ansonsten könnten bei zu schnellem Wechsel von der Aktivitäts- zur Ruhephase Anpassungsschwierigkeiten und Schwindelgefühle auftreten.

Wenn Sie sich noch unsicher fühlen, wie stark Sie sich belasten sollten, hilft Ihnen die Teilnahme an einer ambulanten Herzgruppe. Sie hat das Ziel, Betroffenen den Übergang von der Rehabilitationsklinik in den normalen Alltag zu erleichtern. Die Teilnahme an der ambulanten Herzgruppe hat für Sie folgende Vorteile:
- Sie bewegen sich nicht alleine, sondern befinden sich in der Gesellschaft von Gleichbetroffenen.

- Wenn Sie noch unsicher sind und sich alleine kein Bewegungstraining zutrauen, können Sie hier schrittweise lernen, Angst und Unsicherheit zu überwinden und Selbstvertrauen aufzubauen.
- Wenn Sie sich zuviel zumuten, weisen Übungsleiter oder Arzt Sie auf Überforderung und Warnsignale hin. Auf die Dauer lernen Sie, diese Signale selbst zu erkennen.
- Sie lernen eine Vielzahl von Aufwärm- und Bewegungsübungen kennen, die Sie später auch zu Hause allein durchführen können.
- Sie erfahren in der Gruppe: nicht Leistung und sportliches Können stehen im Vordergrund, sondern die Freude an der Bewegung.
- Im Rahmen der ambulanten Herzgruppen lernen Sie auch bei Vorträgen und in Gesprächen andere Elemente eines herzgesunden Lebensstils kennen.

Der Ablauf einer typischen Stunde sieht folgendermaßen aus:

1. **Auflockerungs- und Aufwärmübungen**
2. **Ausgleichsgymnastik; Bewegungsspiele**
3. **Abkühlphase; Entspannungsübungen und Abschlußgespräch**

Neben der organisierten Form des Aktivseins soll Bewegung zum festen Bestandteil in Ihrem Tagesablauf werden, indem Sie manche Gewohnheiten verändern:
- Benutzen Sie öfter die Treppe statt den Aufzug (allerdings nicht unter Zeitdruck!).
- Lassen Sie Ihr Auto in einiger Entfernung zum Arbeitsplatz stehen und gehen Sie den Rest zu Fuß.
- Fahren Sie mit dem Fahrrad zur Arbeit oder zum Bahnhof.
- Fahren Sie mit dem Fahrrad zum Einkaufen, wenn es um kleinere Einkäufe geht.

> Machen Sie abends öfter einen Spaziergang, wenn Sie von der Arbeit nach Hause kommen oder mit der Hausarbeit fertig sind. Sie können dabei gut abschalten und sich entspannen. Ihr Lebenspartner begleitet Sie vielleicht.

Mit Freude und Wohlbefinden

Moderate Bewegung

Insgesamt ist jeder kleine Schritt in Richtung mehr Bewegung gesundheitsförderlich, solange Sie nicht mit hochrotem Kopf oder verbissenem Gesichtsausdruck durch die Gegend laufen, sondern mit Freude und Wohlbefinden dabei sind. Auch wenn manche Sportwissenschaftler ausschließlich intensives Bewegungstraining für gesund halten und manche von ihnen sogar den schweißtreibenden Sport propagieren, schließen sich die Autoren der Meinung von Ornish (1994) an:

«Moderate Bewegung reicht aus, um in den Genuß all der Gesundheits- und Langlebigkeitsvorteile zu kommen, ohne sich den Risiken intensiven Trainings auszusetzen.»

Werden Sie ein Bewegungskünstler, der mit Leib und Seele dabei ist und zur Harmonie von Körper und Seele aktiv beiträgt.

So erleben Sie einen herzerfrischenden Urlaub

Der Stoff, aus dem die Träume sind – das ist für viele Menschen der Urlaub – die schönste Zeit des Jahres. Die Vorfreude ist auch verständlich. Denn wer reist, bleibt in Bewegung, erfährt Abwechslung, knüpft neue Kontakte, lernt das eigene Land oder andere Länder und Kulturen kennen und bekommt Abstand zu manchen Problemen und Sorgen des Alltags.

Zum Urlaub gehören Entspannung und Aktivsein

Urlaub trägt für die meisten Menschen zur Lebensqualität und zum Wohlbefinden bei – unter der Bedingung, daß er Erholung und Aktivsein in Einklang bringt.

Worauf sollen Menschen mit einer Herzerkrankung bei ihrer Urlaubsplanung achten? Auf keinen Fall sollten Sie versuchen, Ihre Überbelastung im Alltag noch mit einem Aktivurlaub zu verstärken. Wer täglich unter Hochspannung arbeitet, läuft Gefahr, diesen Überstreß in einem Aktivurlaub fortzusetzen. Vom Körper werden weitere Höchstleistungen verlangt, die ihn zusätzlich schädigen. Er kann sich nicht erholen und regenerieren, vielmehr steigt die Herzgefährdung weiter an.

Ein herzgesunder Urlaub enthält die Elemente Entspannung und Bewegung in ausgewogenem Verhältnis. Damit die Urlaubszeit zu Ihrer Herzgesundung beiträgt, empfehlen wir Ihnen, die folgenden Regeln bei der Urlaubsplanung und -gestaltung zu beherzigen:

➤ Planen Sie Ihren Urlaub rechtzeitig.

   Vorbereitungen sollen vor dem Urlaub in Ruhe getroffen werden. Streß und Hektik gefährden Ihr Herz.

➤ Benutzen Sie öffentliche Verkehrsmittel.

   Für viele Menschen ist die Fahrt im eigenen Auto mit einer Vielzahl von belastenden Faktoren verbunden: Festsitzen im Stau, mangelnde Ortskenntnis in fremden Städten, Übermüdung bei weiten Reisestrecken und mangelnde Erholungspausen.

➤ Vermeiden Sie extreme Klimaveränderungen.

   Wählen Sie während der ersten Zeit nach der Erkrankung Reiseziele mit mildem Klima aus. Meiden Sie z. B. tropische Länder. Manche Infarktkranke vertragen das Reizklima von Nordsee oder Hochgebirge nach dem Infarkt nicht gut.

➤ Wenn Sie sich eine Flugreise zumuten wollen, beschränken Sie sich auf kürzere Strecken von etwa einer bis höchstens drei Stunden. Besprechen Sie dieses Thema mit Ihrem Arzt. Bedenklich sind Interkontinentalflüge oder Reisen, bei denen größere Zeitverschiebungen auftreten.

➤ Verplanen Sie nicht jeden Tag mit Touren oder Besichtigungen.

   Entspannung und Erholung kommen zu kurz, wenn zu wenig Zeit zum Abschalten bleibt.

➤ Übertreiben Sie Ihre sportlichen Aktivitäten nicht.

   Wählen Sie Bewegungsformen aus, die Sie auch zu Hause ausüben können oder die in der Liste der herzgesunden Bewegungen (s. S. 158f) als empfehlenswert bewertet werden.

- Genießen Sie die wärmende Wirkung der Sonne – aber zunächst im Schatten.

    Insbesondere bei Tagestemperaturen über 25 Grad Celsius sollten Sie zumindest während der Mittagszeit den Schatten aufsuchen.

- Machen Sie all das, was Sie von Herzen gern tun.

    Lesen Sie in Ruhe ein Buch, unterhalten Sie sich mit Ihren Partnern über Themen, zu denen Sie sich sonst keine Zeit nehmen. Lernen Sie Mitmenschen kennen, öffnen Sie Ihr Herz für unbekannte Eindrücke.

- Essen und trinken Sie, was Ihr Herz wirklich begehrt.

    Achten Sie auch im Urlaub auf eine herzgesunde Ernährung mit wenig Alkohol.

- Genießen Sie Ihren Urlaub mit allen Sinnen.

    Spüren Sie mit all Ihren Sinnen die wohltuenden Sonnenstrahlen oder den leichten Wind auf Ihrer Haut, den Sand unter Ihren Füßen, das Plätschern des Baches oder die ungewohnten Gerüche der Blüten und Pflanzen.

    So gewährleisten Sie, daß Ihr Urlaub zur Stärkung und Gesundung Ihres Herzens beiträgt.

Von ganzem Herzen

Blick zurück
und nach vorn

*«Wenn du in Eile bist,
gehe einen Umweg.»*
Zen-Sprichwort

Sie sind nun eingeladen, Ihren Blick kurz zurückzuwenden. Sie begeben sich damit auf einen Umweg und beugen gleichzeitig der Eile vor. Bevor Sie den Blick nach vorne richten, sollen Sie auf ein Stück Ihrer Vergangenheit zurückschauen.

Löst diese Rückschau eher angenehme oder eher unangenehme Gefühle in Ihnen aus? «Das kommt drauf an, ob ich an Erfolge oder Mißerfolge zurückdenken soll», hätten Sie wahrscheinlich geantwortet, bevor Sie sich mit herzgesundem Leben beschäftigt haben. Jetzt werden Sie den Satz geringfügig, aber entscheidend verändern: «Das kommt drauf an, ob ich an zufriedenstellende Lösungen oder an ungelöste Aufgaben zurückdenke.»

Sie haben erfahren: Verengungen und Verschlüsse im Herzen sind keine isolierten körperlichen Ereignisse. Ungeklärte Themen und unerledigte Probleme verengen Herz und Seele. Verengungen und Sich-Verschließen können im Herzen und im Erleben auftreten. Eingeengtes Erleben, wie Angst oder Bedrücktsein, wirkt sich besonders auf das Herz aus.

<small>Das Herz verkörpert Gefühle</small>

Der Blick zurück soll Sie an diese Zusammenhänge erinnern, damit Sie Herz- und Gefühlsthemen im täglichen Leben leichter berücksichtigen können.

Das Herz will leben und lebendig sein. Gedanken an das Ge-

Leben findet immer heute statt

stern und das Morgen beeinflussen das heutige Leben positiv oder negativ. Mit welchen Gedanken Sie das heutige Erleben beeinflussen, haben Sie in Ihrer Hand. Quälen Sie sich nicht mit Gedanken und Ängsten um gestern und morgen! Gestern ist vergangen, morgen liegt in der Zukunft. Leben Sie jetzt aktiv! Beachten Sie:

> Leben findet heute statt.
> Gestern ist heute vorbei.
> Morgen wird morgen geboren.

- Sie verlieren viel Zeit damit, Zeit gewinnen zu wollen.
  Die Zeit steht in jedem Augenblick zur Verfügung. Nutzen Sie die Zeit!
- Sie vergeuden viel Zeit damit, der Zeit und dem Leben hinterher zu laufen.
  Das Leben ist jeden Augenblick präsent. Nutzen Sie Ihr Leben!
- Sie beengen Ihr Leben mit Ballast von gestern.
  Gestern ist unwiderruflich vorbei. Nutzen Sie Ihre gestrigen Erfahrungen, um heute harmonischer zu leben.
- Sie verschließen heute Ihr Herz mit Ängsten an das Morgen. Nutzen, das heißt leben und erleben Sie den heutigen Tag.
  Morgen ist heute noch keine Realität. Heute können Sie Wünsche an die Zukunft äußern. Erst am Zieltag erfahren Sie, ob sie sich erfüllen.

Den Augenblick genießen

Jochen Marriss (unveröff.) faßt diese Gedanken in Gedichtform:

Zu Lebzeiten
laß uns wieder lernen,
den Augenblick zu genießen,
zu nehmen, was ist,
mit beiden Händen
hier und jetzt zu leben,

bevor wir das Leben
verbracht haben
mit sorgenvollen Blicken
in die Zukunft
und den Erinnerungen
an die gute alte Zeit.

Lassen Sie sich zu eigenen Formulierungen und anschließenden Taten anregen. Im Umgang mit gestern, heute und morgen gilt der wohlbekannte Satz: «Jeder ist seines Glückes Schmied». Sie können Ihr Glück heute formen. Sie haben es in der Hand. Fassen Sie sich heute ein Herz und tun Sie es!

Rückblick

So wie Sie auf Ihr gesamtes Lebens zurückschauen, so können Sie auch auf die Zeit zurückschauen, in der Sie begonnen haben, sich mit dem Inhalt dieses Buches zu beschäftigen. Vielleicht erinnern Sie sich noch, was Sie dazu bewogen hat, sich mit dem Thema dieses Buches auseinanderzusetzen. War es die Neugier auf neue, unbekannte Wege, die Sie zur Gesundung des Herzens nutzen können? Waren es Unsicherheit oder Angst vor der Zukunft, vor einer erneuten Erkrankung, die Sie dazu veranlaßten, nach mehr Sicherheit Ausschau zu halten? Oder bildete die Skepsis, ob ein angstfreies Leben nach dem Infarkt überhaupt möglich ist, die Motivation zur Lektüre?

Inzwischen können Sie Ihre beim Lesen gemachten Erfahrungen mit Abstand betrachten. Haben Sie einen neuen, zufriedenstellenden Zugang zu Ihrem Herzen gefunden? Was hat Ihr Herz berührt? Was haben Sie sich besonders zu Herzen genommen? Welchen Themen stehen Sie immer noch mit Skepsis gegenüber und warum?

Ein neuer Zugang zum Herzen

Die Ausgangssituation für Ihre Beschäftigung mit dem Herzen war der Herzinfarkt bzw. die Koronarerkrankung. Sie haben eine lebensbedrohliche Situation überstanden und sind auf der Suche nach einer herzverträglichen Lebensweise. Sie erfahren, daß der Weg zur Herzgesundung über die vier Säulen herzgesunder Lebensführung läuft.

Die vier Säulen herzgesunder Lebensführung

Ein kurzer Rückblick verschafft Ihnen noch einmal einen Überblick über diese Säulen.

Herzgesundes Seelenleben
Die erste Säule betrifft das herzgesunde Seelenleben. Sie umfaßt die wichtigsten und weitreichendsten Änderungsschritte für Ihr Leben. Sie wissen jetzt, wie Sie Ihre Ängste schrittweise abbauen können. Sie haben vielleicht einen vertrauenswürdigen Arzt gefunden, mit dem Sie über alles, was Ihr Herz betrifft, sprechen können. Ihre Hab-acht-Signale können Sie sofort erkennen und Gegenmaßnahmen einleiten. Sie kennen auch die unschätzbare Wirkung von Entspannungsverfahren, mit denen Sie sich gleichermaßen für Körper und Seele sofortige und nachhaltige Entlastung verschaffen können. Denn Gelassenheit und Souveränität stellen zwei Grundbedingungen für ein erfolgreiches Streßmanagement dar. Souverän und entspannt können Sie darüber nachdenken, welchen Stellenwert Bereiche wie Leistung und Erfolgsstreben zukünftig in Ihrem Leben einnehmen sollen. Vielleicht haben Sie sich inzwischen dafür entschieden, Ihrer Gesundheit und dem Zusammenleben mit Ihren Mitmenschen einen höheren Stellenwert einzuräumen? Zu manchen Problemen und Konflikten haben Sie inzwischen mehr Abstand gewonnen und können sie in einem anderen Licht sehen. Sie hatten nach Ihrer Erkrankung viel Zeit zum Rückblick und zur Neuorientierung und haben erfahren, wie wichtig die Unterstützung von Lebenspartnern, Angehörigen und Freunden während dieser Zeit ist. Die neue Verbundenheit mit Ihren Mitmenschen ist für Sie ein Rückhalt, der Ihnen Sicherheit und Geborgenheit gibt. Im Kreise Gleichbetroffener schätzen Sie inzwischen die Möglichkeit, über Ängste und Sorgen sprechen zu

können. Sie stellen fest, daß Sie mit Ihrer Erkrankung nicht alleine dastehen und gegenseitige Unterstützung möglich und sehr wohltuend ist.

Herzgesunde Nikotinfreiheit
Die zweite Säule herzgesunder Lebensführung bildet die Nikotinfreiheit. Wenn Sie beim Lesen des Buches bereits Nichtraucher waren, konnten Sie Ihre Rauchfreiheit festigen. Ansonsten konnten Sie mit Hilfe des Nichtrauchprogrammes den entscheidenden Schritt zur Nikotinfreiheit tun. Genießen Sie die ersten Tage Ihres nikotinfreien Lebens in vollen Zügen. Mit dem Nichtrauchen haben Sie den zweiten Schritt zum herzgesunden Leben geschafft.

Herzgesunde Ernährung
Die dritte Säule betrifft die herzgesunde Ernährung. Vielleicht waren Sie erstaunt, welche Bedeutung der Ernährung im Zusammenhang mit dem herzgesunden Leben beigemessen wird. Sie können mit der eingenommenen Nahrung Ihren Cholesterinspiegel positiv beeinflussen. Sie haben es über die Ernährung und Entspannung selbst in der Hand, Ablagerungen in Ihren Gefäßen zu verhindern, Ihren Körper durch eine gute Immunabwehr zu stärken, mittelfristig Ihr Wohlfühlgewicht zu erreichen und halten zu können. Vielleicht spüren Sie bereits Ihre bisherige Gewichtsabnahme als Befreiung. Ihr Wohlbefinden kann von Tag zu Tag zunehmen. Sie konnten Ihre Vorbehalte gegenüber Diäten abbauen, als Sie erfuhren, daß herzgesundes Essen nichts mit Hungern oder Fasten zu tun hat, sondern daß Sie nach echter Herzenslust essen und trinken können, was Ihr Herz begehrt. Nun können Sie jede Mahlzeit mit allen Sinnen genießen.

Herzgesunde Bewegung
Die vierte Säule herzgesunder Lebensführung bildet die herzgesunde Bewegung. Vielleicht waren Sie positiv überrascht, wie einfach es ist, sich herzgesund zu bewegen. Inzwischen haben Sie Bewegungsarten ausgewählt, die Ihrem Herzen zuträglich sind und die

Ihre Freude an der täglichen Bewegung geweckt haben. Antriebskraft, Lebensfreude und Zutrauen in die körperlichen Kräfte sind mit jedem neuen Tag gewachsen und Sie spüren, daß Ihr Herz nicht mehr nach jeder kleinsten Anstrengung ermüdet. Überzogener Leistungsehrgeiz und Wettkampfstreben gehören der Vergangenheit an, während Freude und Spaß an der Bewegung für Sie in den Vordergrund gerückt sind. Bei gemeinsamen Aktivitäten mit Gleichbetroffenen erleben Sie die herzliche Verbundenheit mit Ihren Mitmenschen.

Mit Hilfe dieser vier Säulen herzgesunder Lebensführung gelingt es Ihnen, ein angstfreies und erfülltes Leben zu führen. Sie schaffen damit beste Bedingungen zur Aktivierung und Wirkung Ihrer inneren Heilkräfte.

Wellness – oder so verschaffen Sie sich Wohlbefinden

Können Sie es sich vorstellen, bestimmte Tage im Monat für Ihr Herz freizuhalten, an denen Sie sich rundum Ihrem Herzen widmen, an denen Sie Wohlbefinden und Vitalität tanken?

Wellness bedeutet Wohlergehen

Vielleicht finden Sie und Ihr Herz Gefallen an gelegentlichen Wellness-Tagen. Das Schlagwort Wellness wird oft mit Bewegung gleichgesetzt, umfaßt jedoch mehr als nur körperliches Aktivsein. Wellness ist ein Gesundheitskonzept, das gemäß dem Deutschen Wellness-Verband die Verantwortung des einzelnen für sein Wohlergehen einbezieht. Es umfaßt neben der Bewegung auch gesunde Ernährung und Entspannung. Wer nach diesem Konzept lebt, sucht aktiv nach Möglichkeiten gesunder Lebensweise, um mit den täglichen Belastungen leichter umgehen zu können. Bewegung und Entspannung sollen neue Kraft und Vitalität mobilisieren – gleichermaßen für Körper und Seele.

Mit allen Sinnen erleben

Wenn Sie Wellness mit all Ihren Sinnen genußvoll erleben, können Sie die herzgesunden Effekte noch verstärken:

> Spüren Sie den Waldboden unter Ihren Füßen und atmen Sie den Geruch der Erde und des Waldes ein.

- Genießen Sie während eines warmen Sommertages die kühlende Frische des Wassers. Oder erleben Sie in der kalten Jahreszeit die angenehme Wärme von erwärmtem Wasser und erfahren Sie das Wohlbehagen, das mit der Entspannung der Muskeln einhergeht.
- Nehmen Sie bei der Gartenarbeit Kontakt mit der Erde, den Gerüchen und Farben der Natur auf.
- Gehen Sie morgens barfuß durch taufrisches Gras und spüren Sie die erfrischende Kühle an Ihren Füßen.

  Damit können Sie auch Ihren Kreislauf in Gang setzen und Ihre Lebensgeister wecken.

Sie merken, es gibt viele Möglichkeiten, neue Energien für den Tag zu sammeln.

Die zuletzt genannte Möglichkeit nutzte bereits Kneipp (1821–1897) in seiner Lehre von der Heilkraft der Natur. Auch heute haben sie noch ihre Gültigkeit und werden als Kneipp-Anwendungen sowohl im Alltag als auch in Kuren eingesetzt.

Kneipp-Anwendungen nutzen die Heilkräfte der Natur

Es muß nicht immer eine Kur oder ein längerer Urlaub sein, um sich nach längerer Krankheit zu regenerieren. Sie können auch am Wochenende oder zwischendurch Wellness-Tage einlegen, um aktiv einen Beitrag zu Ihrem Wohlbefinden zu leisten.

Beginnen Sie den Wellness-Tag mit einer sanften Übung zum Wachwerden:

Übung

Nehmen Sie eine bequeme Körperhaltung ein und massieren Sie mit Ihren Händen Teile Ihres Körpers. Sie können selbst bestimmen, ob Sie Ihre Haut sanft streicheln oder mit etwas kräftigerem Druck massieren. Fangen Sie bei den Füßen und Beinen an, fahren Sie anschließend mit einer Massage der Arme, Ihres Gesichtes und des Kopfes fort. Die Richtung der Massage soll stets zum Herzen hin ausgerichtet sein. Atmen Sie einmal tief ein, und lassen Sie die Luft wieder frei ausströmen.

Beenden Sie die Übung, indem Sie sich genießerisch recken und strecken.

Spüren Sie die wohltuende Wirkung der sanften Massage. Erleben Sie das allmähliche Wachwerden Ihres Körpers und Ihrer Lebensgeister.

Gestalten Sie den Wellness-Tag ganz nach Ihren Wünschen und Vorstellungen, z. B. mit einem langen Spaziergang in der Natur, einem herzgesunden Essen in Ihrem Lieblingsrestaurant, mit einem Saunabesuch oder einem Treffen mit guten Freunden. Oder Sie genießen einen gemütlichen Lesenachmittag. Gegen Ende Ihres Wellness-Tages spüren Sie, wie Sie neue Energien aufgetankt haben und zu neuen Taten bereit sind.

Rückbesinnung auf den Wellness-Tag

So wie Sie den Tag mit einer sanften Übung zum Wachwerden begonnen haben, so können Sie ihn auch mit einer Übung zur Rückbesinnung auf diesen Tag und mit einer Entspannungsübung beenden. Suchen Sie sich einen angenehmen Platz zum Entspannen und lassen Sie den Tag noch einmal vor Ihrem inneren Auge Revue passieren. Erleben Sie die schönen Momente nach und stellen Sie sich folgende Fragen:

- Nehme ich das Gefühl von Gelöstsein und Befreiung in meinem Körper wahr?
- Spüre ich die Wärme und Zufriedenheit, die von meinem Herzen ausgeht?
- Spüre ich, wie mein Herz freier wird und ich einen besseren Zugang zu meinem Herzen finde?
- Nehme ich wahr, wie sich mein Herz öffnet?
- Spüre ich die Energie, Zuversicht und Stärke, die sich in meinem Herzen ausbreiten.

Teilen Sie Ihrem Herzen zum Abschluß mit, daß es von nun an mit Ihrer konsequenten Fürsorge und Verbundenheit rechnen kann. Lassen Sie die Übung noch ein wenig nachwirken. Aktivieren Sie sich und kehren Sie anschließend ins Hier und Jetzt zurück. Sie fühlen sich gelassen und zuversichtlich.

Mit der sanften Kraft der Vorstellung

Wenn Sie sich einen harmonischen Zugang zu Ihrem Herzen verschaffen und ihm Ihre Zuneigung mitteilen möchten, können Sie dies auch mit Hilfe einer Imaginationsübung tun. Erinnern Sie sich an die Wahrnehmungsübung auf den ersten Seiten des Buches? In dieser ersten Wahrnehmungsreise am Meer konnten Sie mit allen Sinnen erfahren, zu welchen positiven Empfindungen Sie in der Lage sind. Mit Hilfe von angenehmen Bildern gelang es Ihnen, entspannende Impulse im Körper auszulösen.

Eine Imaginationsübung können Sie auch gezielt dazu einsetzen, mit Ihrem Herzen Kontakt aufzunehmen. Sie kennen bereits Gelegenheiten, in denen Sie durch bestimmte Gedanken oder Vorstellungen sowohl unangenehme als auch angenehme Empfindungen in Ihrem Herzen auslösen können. Denken Sie an Situationen zurück, in denen Ihr Herz betroffen war: Bei Angst hat es laut gepocht, bei Freude hat es vor Erregung kräftig geschlagen oder gar gehüpft, bei Glücks- und Zufriedenheitsgefühlen hat es sich erwärmt.

Mit Imagination das Herz erreichen

In der nun folgenden Übung können Sie sich Ihrem Herzen mit einer Imaginationsübung zuwenden. Machen Sie sich zunächst eine bildliche Vorstellung von Ihrem Herzen. Stellen Sie sich Ihr Herz als Organ mit seinen Koronararterien vor. Wenn Ihnen das schwerfällt, können Sie die Abb. 1 auf Seite 22 aufschlagen und das Bild des Herzens betrachten.

Übung

Imaginationsübung zur Heilung des Herzens

Einstimmung: Stimmen Sie sich auf die Übung ein, indem Sie Ihre Hand zum Herzen führen und spüren, wie Ihr Herz schlägt und zuverlässig seine Arbeit tut. Fragen Sie Ihr Herz: «Wie geht es dir? Kann ich etwas für dich tun? Gibt es etwas, was du mir mitteilen möchtest?» Lassen Sie sich beim Einstimmen auf das Herz Zeit. Wenn Sie Ihr Herz spüren und Kontakt zu ihm aufgenommen haben, dann können Sie mit der Vorstellungs-

übung beginnen. Nehmen Sie eine bequeme Sitzhaltung ein und lesen Sie sich den folgenden Text in Ruhe durch oder lassen Sie sich ihn vorlesen. Entspannen Sie sich.

Wenn Sie möchten, schließen Sie anschließend die Augen.

Spüren Sie Ihre Schwere und Ihre Zufriedenheit. Vielleicht erscheint vor Ihrem inneren Auge ein sanftes Bild, z. B. eine Dünenlandschaft oder eine grüne Wiese. Vielleicht hören Sie eine ruhegetönte Melodie. Sie sind ganz ruhig und gelöst. Gedanken lassen Sie weiterziehen, verschwimmen und verschwinden. Wohltuende Wärme durchströmt Ihren Körper.

Nun konzentrieren Sie sich auf Ihr Herz. Ihr Herz schlägt ruhig und gleichmäßig. Ihr Atem begleitet den Herzschlag. Sie fühlen sich frei und gelöst. Lenken Sie Ihre Konzentration nun auf Ihre Koronararterien. Sie können sich Ihr Herz mit den Koronararterien bildhaft vorstellen. Die Koronararterien weiten sich und lassen das Blut ungehindert strömen. Mit jedem Herzschlag öffnen sich die Koronararterien und Ihr Herz weiter. Sie werden freier und Sie erleben die wohltuende Weite in Ihrem Herzen. Sie genießen die neue Freiheit in Ihrem Herzen. Wohlige Gefühle heißen Sie herzlich willkommen. Herzliche Gefühle der Zufriedenheit, Wärme, Glück und Harmonie breiten sich in Ihnen aus. Spüren Sie die beherzte Energie, Stärke, Sicherheit und Zuversicht in Ihrem Herzen. Teilen Sie Ihrem Herzen mit, daß Sie sich von nun an das Leben nicht mehr unnötig schwer machen, sondern von Herzen erleichtern wollen. Bieten Sie dem Herzen Ihren Schutz an. Nehmen Sie sich vor, den weiteren Lebensweg gemeinsam in gegenseitiger Achtung zu gehen. Vereinbaren Sie, den Alltag aus ganzem Herzen und mit inspiriertem Verstand gemeinsam zu erleben.

Ausklang: Lassen Sie Ihre Vorstellungen noch eine Weile auf sich wirken. Nehmen Sie besondere Erfahrungen und Vorsätze mit in den Alltag. Aktivieren Sie sich anschließend und kommen Sie in das Hier und Jetzt zurück.

Herzenswünsche gehen in Erfüllung

Seitdem Sie sich von Herzen mit dem Thema Herz beschäftigen, begleitet Sie die Vorstellung angenehmer Wärme, die sich bis zu Ihrem Herzen ausbreitet. Sie betrachten Ihre Umgebung mit Herz und Verstand. Sie denken gerne an Ihre Imaginationsübungen mit Meer, Sand oder anderen Naturbildern zurück. Sie erleben sich entspannt am Meer, im Sand oder auf einer Wiese.

Vielleicht sind Ihnen diese Übungen bisher noch nicht besonders gut gelungen. Vielleicht behindert eine Barriere zwischen Ihren Gedanken und Ihrem Herzen eine von Herzen kommende Vorstellung und die Ausbreitung der dazugehörenden Wärmegefühle. Sollte dies der Fall sein, haben Sie vielleicht eine Erklärung dafür, was Sie daran hindert, Ihr Herz zu erreichen?

Inzwischen haben Sie Ihr Herz als Ihresgleichen kennengelernt, nämlich als Arbeitskraft, die zum Dank für Ihre unermüdliche Arbeit ein harmonisches Miteinander wünscht, sogar darauf angewiesen ist. Um reibungslos arbeiten zu können, hat Ihr Herz auch Wünsche bezüglich Ihrer Lebensgestaltung. Sie haben diese Wünsche in den vier Säulen der herzgesunden Lebensführung kennengelernt.

Die Wünsche zielen auf Herzenspartnerschaft und Harmonie. Ihr Herz sucht Ihre Freundschaft, wahrscheinlich Ihre liebevolle Zuwendung. Verschließen Sie sich Ihrem Herzen nicht, öffnen Sie sich für Ihre Herzenswünsche! Dann können Ihre Herzenswünsche in Erfüllung gehen. Die folgende Meditation mag Sie und Ihr Herz unterstützen.

Das Herz sucht Partnerschaft, die von Herzen kommt

> **Übung**

Herzensmeditation
Einstimmung:
Wählen Sie eine ruhige Umgebung.
Nehmen Sie eine bequeme Haltung ein.
Stellen Sie sich auf ein ruhiges Bild oder auf Entspannungsübungen ein.
Lenken Sie Ihre Aufmerksamkeit nach innen zu Ihrem Herzen.
Lassen Sie sich bei allem Zeit.

Herzliches Miteinander

Vorstellungen und Wahrnehmungen:
Ich spüre mein Herz ...
Es arbeitet unermüdlich ...
Es pocht in mir ...
Es will mir etwas mitteilen ...
Es begrüßt mich herzlich ...
Ich höre mein Herz ...
Es schlägt lauter ...
Es freut sich über den Kontakt zu mir ...
Es hat eine Botschaft für mich ...
Ich höre mein Herz ...
Tief drinnen liegt die Botschaft ...
Es ist, als ob mein Herz mir sagen wollte:
Wir sind von gleichem Stamm ...
Wir gehören zueinander ...
Wir brauchen einander ...
Ich tue mein Bestes ...
Erschwere mir das Leben nicht ...
Erleichtere dir und mir das Leben ...
Erspare mir Verengungen, sie beklemmen mich ...
Erspare mir Verhärtungen, sie tun so weh ...
Ermögliche uns, locker und gelöst zu sein ...
Gestatte uns, offen und frei zu sein ...
Ich mag deine Zuwendung ...
Ich sehne mich nach deiner Zuneigung ...
Ich mag deine Herzlichkeit ...

Ich sehne mich nach deiner Liebe ...
Es wird mir weich und warm ums Herz ...
Rührung und Wärme breiten sich in mir aus ...
Ich fühle mich herzlich verbunden ...
Ich spüre, wie ich mit meinem Herzen eins werde ...
Ich genieße die herzliche Verbundenheit mit meinem Herzen ...
Ausklang:
Lassen Sie Ihre Empfindungen eine Weile nachklingen ...
Wenn Sie die meditative Herzbegegnung beenden möchten, schalten Sie um auf die äußere Realität.
Nehmen Sie einige Ihrer innigen Erfahrungen mit in die äußere Realität.
So gewinnt der Alltag ein Stück Nähe zur inneren Realität.
Aktivieren Sie sich abschließend und schalten Sie um zum Hier und Jetzt.

Mit herzlichen Gefühlen können Sie sich selbst und auch Ihre Mitmenschen positiv stimmen. Vielleicht spüren Sie gerade den Impuls, sich aus Ihrem Wohlbefinden heraus mitzuteilen. Sie könnten z. B. ein Gedicht an Ihr Herz schreiben. Ihr Herzenspartner hätte es sicher verdient und würde sich aus ganzem Herzen darüber freuen. So oder ähnlich könnte es lauten:

> Mein Herz, mein liebes:
> Deine Wärme öffnet mich
> Dein Rhythmus belebt mich
> Deine Zärtlichkeit erfüllt mich
> Dein Blick berührt mich
> Dein Lächeln beglückt mich
> Mein Lächeln beglückt dich
> Unser Lächeln ist Glück
> Unser Glück ist Leben.

Herz im Glück

Hat das Gedicht etwas in Ihnen bewirkt? Hat es Ihre poetische Ader angeregt? Spüren Sie den Wirkungen des Gedichts nach. Versuchen Sie, Ihre Gefühle, Ihre Wünsche, Ihre Erfahrungen in Worte zu fassen. Das muß nicht in Gedichtform geschehen. Es reichen Stich-

Mit Herz und Verstand

worte, die Ihre Gefühle zum Ausdruck bringen, oder Stichworte, die das Miteinander von Herz und Verstand beschreiben.

Kurze Sätze könnten lauten: «Ich bin meinem Herzen dankbar.» – «Mein Herz weiß den rechten Weg.» – «Ich vertraue meinem Herzen.» – «Ich höre auf meine Herzenswünsche.»

➤ Sie haben es in der Hand, Ihr Leben vom Herzen aus zu ändern.
➤ Hören Sie auf Ihr Herz.
➤ Ihr Herz zeigt Ihnen den Weg.

Folgen Sie Ihren Herzenswünschen

Wenn die Veränderungswünsche von Herzen kommen, brauchen Sie nicht zu befürchten, daß die Erfüllung der Herzenswünsche Sie überfordern könnte. Sie können Ihren wahren Herzenswünschen vertrauen! Unverfälschte, von Herzen kommende Wünsche ermöglichen herzgesundes Leben. In Erfüllung gegangene Herzenswünsche bringen Harmonie und Zufriedenheit.

Was hindert Sie noch, Ihren Herzenswünschen zu entsprechen? Mangelt es Ihnen noch an Vertrauen in Ihr Herz? Dann beschäftigen Sie sich noch ausgiebiger mit der Einleitung und dem ersten Teil dieses Buches.

Halten Sie die notwendigen Veränderungen in Ihrem Verhalten und in Ihren Einstellungen für überfordernd? Dann notieren Sie die noch notwendigen Veränderungsschritte auf ein Notizblatt. Lesen Sie den Hauptteil des Buches und vergleichen Sie das Gelesene mit den Notizen auf Ihrem Blatt. So können Sie sich zu Lösungen vorarbeiten.

Läßt die Herzenspartnerschaft noch Wünsche offen? Dann vertiefen Sie sich in das Schlußkapitel «Von ganzem Herzen».

Nutzen Sie Ihre Zeit

Nehmen Sie sich genügend Zeit für Ihr Herz! Ihr Herz hat es verdient. Behaupten Sie nicht, Zeit würde Ihnen fehlen. Die Zeit ist in jedem Augenblick vorhanden. Es steht in Ihrer ureigenen Wahl, wozu Sie die Zeit nutzen. Sie können die Zeit mit Nichtigkeiten verbringen. Sie können aber auch wichtige Themen in den Vordergrund stellen. Erkunden Sie, was in Ihrem Leben wirklich wichtig ist. Hören Sie auf Ihr Herz. Das Herz vermittelt Ihnen, was lebenswichtig ist.

Halten Sie Ihre wahren Herzenswünsche schriftlich fest. Notieren Sie anschließend, wie Sie von Ihren Mitmenschen gerne gesehen werden möchten. Vergleichen Sie Ihre Herzenswünsche mit Ihrem Wunsch, wie Sie von anderen gesehen werden möchten. Ergeben sich Diskrepanzen? Wenn ja, dann sind Ihre Herzenswünsche und Ihre Verstandeswünsche noch zu weit voneinander entfernt.

Tun Sie etwas für die Harmonisierung! Es ist Ihnen unklar, was Sie tun können? Überlegen Sie und finden Sie Möglichkeiten zur Harmonisierung. Es hilft sehr, die eigenen Überlegungen in Form von Stichworten schriftlich festzuhalten, sonst gehen sie leicht verloren. Es ist ratsam, aus den Stichworten einmal pro Woche einen herzlichen Brief oder einen Tagebucheintrag zu verfassen. Sie können den Text je nach Herzenslage an unterschiedliche Adressaten richten:

Mit Rat und Tat

- Schreiben Sie monatlich einen kurzen, anerkennenden Text an Ihr Herz.
- Schreiben Sie monatlich einen aus dem Herzen kommenden Brief an sich selbst.
- Schreiben Sie monatlich einen kurzen, herzlichen Text an einen schwierigen Mitmenschen.
- Schreiben Sie monatlich einen herzlichen Text an einen herzverwandten Mitmenschen.

Sich mitteilen

Damit Sie sich nicht überfordern, sollen Sie sich lediglich einige Zeilen pro Woche vornehmen.

Die Texte lassen sich gut zur Rückbesinnung, für den Blick nach vorne und zur Meisterung des heutigen Tages nutzen. Folgende Fragen können Ihnen dabei helfen:

Sich besinnen

Was ist gut gelaufen? Was erlebe ich immer noch als belastend? Was ist hilfreich? Was ist angenehm? Was soll noch geklärt werden? Was will ich zukünftig im Alltag hervorheben? Was will ich zukünftig mehr genießen?

Die in Worte gefaßten Blicke mit dem Herzen werden Ihr Leben bereichern. Antoine de Saint-Exupéry hat im «Kleinen Prinzen» formuliert: «Man sieht nur mit dem Herzen gut. Das Wesentliche ist für die Augen unsichtbar.»

Schauen Sie also mit Ihrem Herzen! Öffnen Sie Ihr Herz für das Schöne im Leben! Ihr Herz wird Ihnen sehr dankbar sein. Es wird die Kümmernisse des Alltags leichter nehmen und leichter verkraften können.

Beginnen Sie jeden neuen Tag mit Dankbarkeit im Herzen. Jeder neue Tag ist ein Geschenk. Nehmen Sie das Geschenk vorbehaltlos an! Danken Sie Ihrem Herzen für den neuen Tag! Danken Sie auch Ihren Mitmenschen und der Natur für ihre lebendige Verbundenheit mit Ihnen!

Wenn Sie mögen, können Sie herzverwandten Mitmenschen zukünftig zu besonderen Gelegenheiten selbstverfaßte, von Herzen kommende Texte überreichen. Zu einem Geburtstag können Sie von Herzen kommende Glückwünsche formulieren. Scheuen Sie sich nicht, bei einem Trauerfall Ihre herzliche Anteilnahme auszudrücken.

Beschreiben und besprechen Sie, wie Sie sich partnerschaftliches Miteinander mit den Lebenden vorstellen. Beschreiben und besprechen Sie mit Ihren Lebenspartnern Ihre Herzenswünsche.

Der kürzeste Weg zum Herzen ist ein Lächeln

Stellen Sie Ihr Denken in den Dienst des Herzens! Führen Sie eine verständnisvolle Herzpartnerschaft! Leben Sie beherzt aus ganzem Herzen!

Zufriedenheit und Glück kommen von innen, vom Herzen, nicht aus der materiellen Welt. Betrachten Sie Ihre Umwelt mit Interesse und mit Herz. Erleben Sie sich und Ihre Mitmenschen beherzt und von ganzem Herzen.

Anhang

Literaturhinweise

(zur weiteren Beschäftigung mit den angesprochenen Themen)

Brenner, Helmut: *Autogenes Training,* Humboldt, München, 1998 (13. A.)
Brenner, Helmut: *Entspannungs-Training,* Humboldt, München, 1997 (8. A.)
Brenner, Helmut: *Meditation,* Humboldt, München, 1998
Brenner, Helmut: *Herzinfarkt und Selbstverantwortung,* Prävention, 1 / 1981, S. 13–18, Kohlhammer, Stuttgart
Brenner, Helmut: *Sekundärprävention bei Herzinfarktpatienten,* Report Psychologie, 9 / 1989, S. 26–34, Bonn
Gray, John: *Männer sind anders. Frauen auch,* Mosaik, München, 1998
Halhuber, C. u. M.: *Sprechstunde Herzinfarkt,* Gräfe & Unzer, München, 1995
Jost, Herbert: *Wege zum Wunschgewicht,* Rowohlt, Reinbek, 1995
Juli, Dietmar / Schulz, Angelika: *Streßverhalten ändern lernen,* Rowohlt, Reinbek, 1998
Mathes, Peter: *Dein Herz, Dein Leben,* Heyne, München, 1997
Ohm, Dietmar: *Lachen, lieben, länger leben,* Trias, Stuttgart, 1997
Ornish, Dean: *Revolution in der Herztherapie,* Kreuz, Stuttgart, 1994
Ornish, Dean: *Herzgesunde Kost,* VGS, Köln, 1998
Ornish, Dean: *Das Ornish-Programm,* Vortrag Bad Dürrheim, 1996
Ornish, D. / Scherwitz, L. / Brown, S.: *Adherence to lifestyle changes and reversal of coronary atheriosclerosis,* Circulation, 1989, 80 (4) 2–57
Trappe, Marianne: *Selbstsicher / Selbstbewußt,* Humboldt, München, 1994

Kontaktadressen:

Dt. Gesellschaft für Prävention und Rehabilitation von Herz-Kreislauferkrankungen, Rizzastraße 34, 56068 Koblenz

Dt. Herzstiftung, Vogtstraße 50, 60322 Frankfurt

Psych. Fachgruppe Entspannungsverfahren, Römerstraße 21, 80801 München

Dt. Wellness Verband, Fährerweg 24, 40489 Düsseldorf

Dt. Gesellschaft für Ayurveda, Wildbachstraße 201, 56841 Traben-Trarbach

Dt. Gesellschaft für Ernährung, Im Vogelgesang 40, 60488 Frankfurt

Register

Ablagerungen 21, 34, 115, 173
Adrenalin 28, 81
Alarmsignale 68
Ambulante Koronargruppen 156 f, 162 f
Angina pectoris 85, 100
Angst 7 ff, 17 ff, 47, 50 ff, 63, 82, 87 ff, 96, 100, 105, 118 ff, 149, 154 f, 169 ff
Anteilnahme 91 f
Antibiotika 60
Ärger 81 ff, 148 f
Atmung 109 f
Aufwärmübungen 160 f
Autogenes Training 96 ff, 105, 148
Ayurveda 150 f
Ballondilatation 61 f
Befürchtungen 17, 114 ff
Belohnung 121 f
Betablocker 59
Bewegung 30, 149 ff
Bilanzfragebogen 42 f
Blutdruck 20, 30 f, 49, 53, 82, 99, 105
Blutfette 26, 30 f, 53, 154
Blutgefäße 18, 95, 103, 106, 114 f, 126
Blutzucker 26, 30 f, 53, 105, 134, 138, 154

Body-Mass-Index 141 f
Broca-Formel 141
Bypass 33 f, 61 ff
Cholesterin 124 ff, 134, 138 f. 173
Delegationsprinzip 80
Doppelbelastung 24
Ehrgeiz 79 f
Eigenaktivität 52
Eigenverantwortung 54
Eiweiße 132 f
Elektrokardiogramm 60 f
Emotionen 23, 38 f
Engegefühle 19
Entspannung 19, 28, 52, 70, 90, 94 f, 116, 175
Entspannungsübungen 89 f.
Entspannungsverfahren 95 ff, 116, 148, 172, 176, 180
Ernährungsgewohnheiten 143 ff
Ernährungspyramide 127 ff
Feinfühligkeit 49
Fette 124 f, 129 ff
Fettsäuren 130 ff, 139
Fluchtreaktion 17
Frühmobilisation 155
Gelassenheit 97 f, 172
Gesprächsregeln 86 ff

Gewichtsabnahme 129, 134 f, 142 ff, 154, 173
Gewichtskontrolle 139 ff
Gleichgewicht 17, 95
Grundbedürfnisse 39
Gruppenprogramm 40 ff
Hab-acht-Signale 64 ff, 155, 161, 172
Harmonie 25, 164, 178 f, 182 f
Hatha Yoga 76 ff, 108 ff, 148
Herzbeeinflussung 11
Herzdiagnostik 60 ff
Herzenspartnerschaft 179 ff, 184
Herzenswünsche 179 ff, 184
Herzgesunde Bewegung 32, 119, 125, 150, 152 ff, 173 f
Herzgesunde Ernährung 32, 124 ff, 173
Herzgesunde Rauchfreiheit 32, 111 ff, 173
Herzgesundes Seelenleben 32 f, 47 ff, 91, 172 f
Herzgesundung 11, 40, 89, 166, 172
Herzgruppen 41, 58
Herzinfarkt 17 ff, 21, 63 ff, 100, 115, 171
Herzkranzgefäße 18, 89, 95, 100
Herzlichkeit 92
Herzsignale 11
Hilflosigkeit 54, 91 ff
Imagination 177 ff
Kalorien 128 ff
Koffein 136 f
Kohlenhydrate 133 ff
Konflikte 84 ff, 91, 97
Koronarangiographie 61

Koronare Herzkrankheit 21, 124
Krise 91 ff
Kursleiter 106
Laserbehandlung 61 f
Lebenserwartung 159
Lebensgefahr 91
Lebensperspektive 37, 169 f
Lebensqualität 99, 115, 164
Lebenssinn 37
Lebensstil 35 f, 41, 62 f, 163
Lebenswille 42
Leistungsehrgeiz 42, 78 f, 154, 160, 174
Massage 175 f
Medikamente 19, 59 f
Meditation 97 ff, 108 f, 179 f
Mitmenschen 39, 92 f, 94, 149, 172 ff, 183 f
Nährstoffe 127 ff
Neuorientierung 92 ff, 172
Nikotinfreiheit 111 ff
Nikotinspiegel 117 f
Normalgewicht 141
Öffnung 9, 26, 176, 178
Orientierungslosigkeit 91
Ornish-Programm 35 f, 94, 125 f, 131, 136 f, 139, 164
Partnerschaft 55, 179
Phantasiereise 12, 177 ff
Progressive Relaxation 99
Ratschläge 87
Rauchen 30, 111 ff
Rehabilitation 155
Risikofaktoren 26, 30 f, 125
Risikoverhalten 29

Rituale 117
Rückblick 171
Salzgehalt 136
Schlafstörungen 99
Schutzfaktoren 20 ff, 31 ff, 99, 154, 159
Seele 18 ff
Selbsthilfe 33
Selbstvertrauen 155, 163
Selbstwertgefühl 50, 78 ff
Sexualität 58 f
Spannungsausgleich 29
Stent 61 ff
Streß 28 ff, 71 ff, 120, 172
Suggestion 105
Systematische Desensibilisierung 52
Szintigraphie 61
Tiefmuskel-Entspannungstraining 159 f, 163
Tod 63 f
Typ-A-Verhalten 72 f
Überforderung 159 f, 163
Übergewicht 30, 141 f

Überstreß 28 ff, 66 ff, 71 f, 89 f, 100, 165
Überstreßliste 74 f
Urlaub 164 f
Vegetatives Nervensystem 105
Verantwortung 94
Verengung 18, 116, 126, 156, 169, 180
Vererbung 27
Verschluß 19, 21
Verstand 7, 178 ff
Vitamine 135
Wahrnehmungsreise 11 f
Warnsignale 24, 65, 163
Wellness 174 ff
Wohlbefinden 164 f, 173, 181
Wohlfühlgewicht 141 ff, 173
Zärtlichkeit 181
Zeit 30, 76 ff, 155 f, 182
Zeitdruck 98, 160, 163
Zeitmanagement 76 ff
Zufriedenheit 182, 184
Zusammenarbeit 56 f
Zuwendung 91, 179 f

Die Autoren

Helmut Brenner, Jahrgang 1944, ist Diplompsychologe und Psychotherapeut. Als Verhaltenstherapeut beschäftigt er sich mit der Weiterbildung von Ärzten in der ambulanten Herzinfarktrehabilitation. Im klinischen Bereich kümmert er sich um die Betreuung von Herzinfarktpatienten. Er hat mehrere Bücher zu den Themen Meditation und Entspannungsverfahren veröffentlicht.

Marianne Trappe, Jahrgang 1955, ist Diplompsychologin und in der Weiterbildung von Ärzten und Übungsleitern in der ambulanten Herzinfarktrehabilitation tätig. Im klinischen Bereich betreut sie Herzinfarktpatienten. Sie hat Bücher zur Krisenbewältigung, Selbstsicherheit und Gewichtsregulierung veröffentlicht.

Wege zur Ruhe

Rolf Degen
Der kleine Schlaf zwischendurch
In Minuten frisch, erholt und fit
(rororo sachbuch 60213)

Sue Luby
Hatha Yoga *Entspannen, auftanken, sich wohl fühlen*
(rororo sachbuch 18592)
Das Buch wendet sich an Anfänger und Fortgeschrittene verschiedenen Grades. Es möchte dem Leser helfen, Geist und Körper auf intelligente Weise beherrschen zu lernen, um dadurch Gesundheit und Spannkraft des Körpers zu erhöhen.

Cherry Hartman / Julie Sheldon Huffaker
Über den Wolken *Entspannt fliegen, erholt ankommen*
(rororo sachbuch 60237)

Paul Wilson
Wege zur Ruhe *100 Tricks und Techniken zur schnellen Entspannung*
(rororo sachbuch 60119)
Ein kurzweiliger Reader für hektische Zeiten: Neben Klassikern wie Atemtechnik, Stretching, Autosuggestion und Massagen stellt der Autor auch viele überraschende Wege zur Ruhe vor. Für besonders Ungeduldige und Gestreßte gibt es effektive Hilfe für den «Notfall».

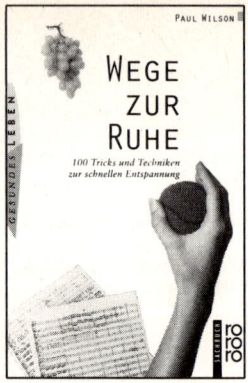

Paul Wilson
Zur Ruhe kommen *Einfache Wege zur Meditation*
(rororo sachbuch 60533)
Viele Menschen zucken bei dem Wort «Meditation» zusammen: Sie denken an wallende Gewänder, Sekten und unverständliche fernöstliche Philosophie. Paul Wilson geht sehr behutsam auf die Ängste seiner Leser ein und führt sie locker, eloquent und gänzlich undogmatisch an die Wohltaten des regelmäßigen Meditierens heran.

Ein Gesamtverzeichnis aller lieferbaren Titel der Reihe *rororo gesundes leben* finden Sie in der *Rowohlt Revue*. Vierteljährlich neu. Kostenlos in Ihrer Buchhandlung.

Rowohlt im Internet:
www.rowohlt.de

rororo gesundes leben